잘 닦는데 왜 썩어요?

홍 성 우 지음

이닥터홍성우치과 원장

이닥터홍성우치과
edoctor Hong Seong Woo dental clinic

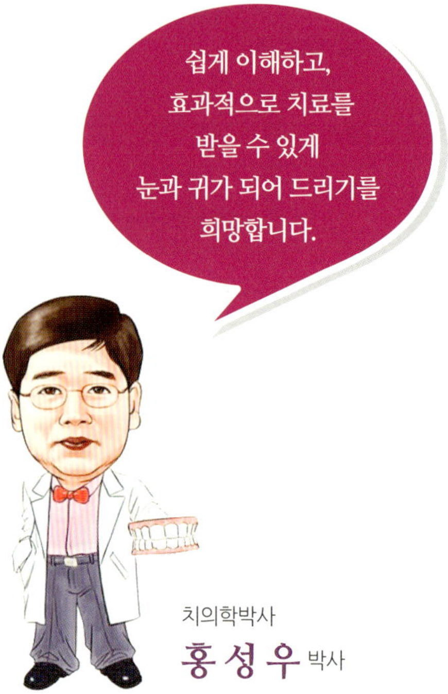
쉽게 이해하고,
효과적으로 치료를
받을 수 있게
눈과 귀가 되어 드리기를
희망합니다.

치의학박사
홍 성 우 박사

저자약력

• 1982년	경희대학교치과대학졸업
• 1985년 5월 ~ 1992년5월	인천중앙길병원치과과장
• 1992년 7월 ~ 2007년8월	익산홍치과원장
• 1994년 3월 ~ 1996년2월	전북대치과대학원석사과정수료
• 1996년 3월 ~ 1998년 2월	전북대치과대학원박사과정수료
• 1998년 8월	박사학위취득
• 2007년 9월 ~ 2011년 5월	인천가천의대길치과병원보철과과장
• 2011년 7월 ~ 2014년 9월	전주 이닦는 이닥터치과 원장
• 2014년 9월 ~ 현재	전주 이닥터홍성우치과 대표원장

경 력

- 원광보건대학교겸임조교수
- 전북대학교치과대학겸임부교수
- 인천가천의대외래교수

머 / 리 / 말

안녕하십니까? 치과의사 홍성우입니다.

오늘날 의학은 눈부시게 발전되어 줄기세포를 이용한 치료, 유전자를 이용한 치료와 같은 첨단 시술이 행해지고 또한 개발되고 있습니다. 그러나 불과 150년전 만해도 병원은 사람이 살아나가는 곳이 아니라 죽어나가는 곳으로 인식되던 시기였으며 의학은 그야말로 암울했습니다. 그러던 중 '레이벤후크' 에 의해 현미경이 발명되면서 세균의 정체가 드러났고, '파스퇴르' 와 '코흐' 같은 과학자의 노력으로 수많은 사람이 죽음의 문턱에서 생명을 건질 수 있었습니다. 그러나 치의학은 의학에서 혁명과도 같던 이 시기에도 암울했습니다.

그로부터 약 100년 후인 1940년경, 'Costen'이라는 의사는 귀가 아파서 내원하는 환자들을 치료하면서 귀에 이상이 없는데도 통증을 호소하는 많은 사람을 보고 턱관절을 의심했고, 치과질환으로 판단한 후에 치과로 이런 환자들을 보냈습니다. 하지만 이 시기에도 치의학은 암울했습니다. 교합의 체계가 서지 않은 상태에서 치과의사들은 턱관절의 문제를 제대로 파악할 수 없었으며, 아이러니컬하게도 치과의사가 아닌 'Costen'에 의해 만들어진 장치(지금 사용되는 교합안정장치와 유사한 장치)는 귀 언저리통증을 호소하는 사람들에게 사용되고 효과를 거두었습니다. 의학은 빠른 속도로 발전되었지만 그후로도 약 20년 후에야 최근 교합이론과 부합되는 이론이 등장하였고, 치과의사들은 비로소 교합에 대해 관심을 가지기 시작하였습니다. 그 후로 보다 향상된 장비를 사용하면서 교합학은 점차 발전되고 체계화되었습니다.

오늘날에 이르러서는 교합압력을 측정하는 장비, 턱관절의 문제를 삼차원으로 진단하는 CT, 그리고 하악운동을 3차원영상으로 재현하는 장비등을 활용하면서 교합과 관련된 턱관절장애를 보다 효과적으로 진단할 수 있으며, 명실공히 현대치의학으로서 면모를 갖추게 되었습니다.

치과질환인 충치 그리고 풍치 역시 교합과 관련지어 발생되는 경우가 거의 대부분이며 교합을 이해함으로써 이런 질환들도 보다 효과적으로 치료가 가능해질 수 있습니다. 이런 재미난(?) 치과이야기들을 치과의사가 아닌 분들이 쉽게 이해하고, 아울러 좋은 치료를 받을 수 있는 눈과 귀가 되기를 희망하면서 글을 올립니다.

목 / 차

01. 치아와 치주를 공부합시다.

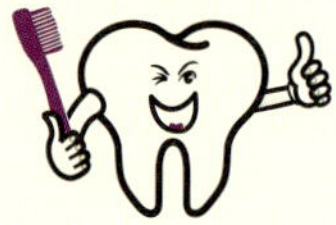

치아를 공부합시다.

치아는 사기질, 상아질, 그리고 치수로 구성되어 있습니다.

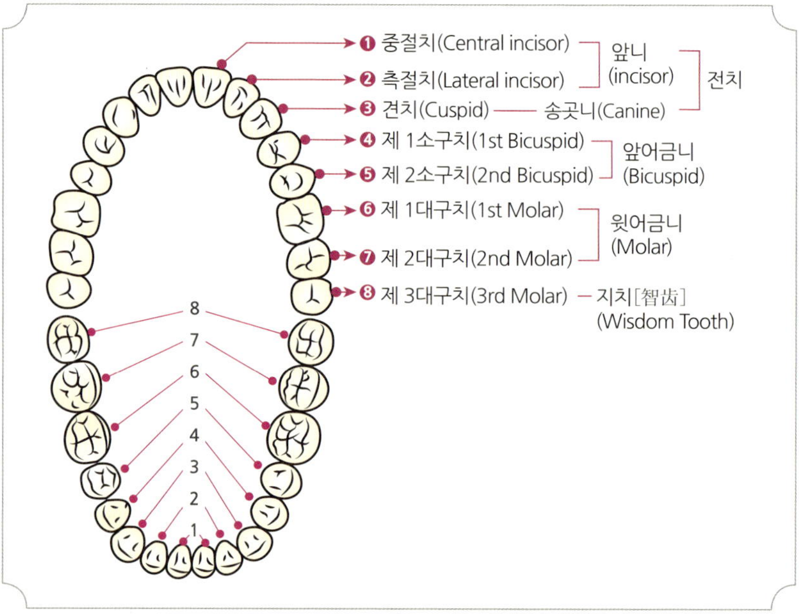

사기질은 우리 눈으로 직접 보이는 부위이며, 단단하여 외부의 자극에 쉽게 닳지 않습니다. 다만 너무 단단하여 심한 외력이 가해지면 깨지기도 합니다. 치아를 자세히 관찰하면, 오래된 치아일수록 금이 많이 가 있는 것을 알 수 있습니다.

상아질은 치아의 대부분을 차지하고 사기질보다 약하며, 사기질에 가해진 충격을 흡수하여 분산하는 역할을 담당합니다. 또한, 치수 쪽에는 조상아세포가 머리를 치수 쪽으로 향하고 있으며, 치아가 썩는다든지 심한 자극이 가해지는 부위에 해당하는 조상아세포는 치수쪽으로 상아질을 다시 만들어냅니다.

자극을 많이 받은 치아이거나 오래된 치아는 이런 조상아세포의 작용으로 치수가 작아진 것을 알 수 있습니다. 치수는 대부분 혈관조직이며 치아에 산소와 영양분을 공급하며, 신경조직이 잘 발달되었습니다.

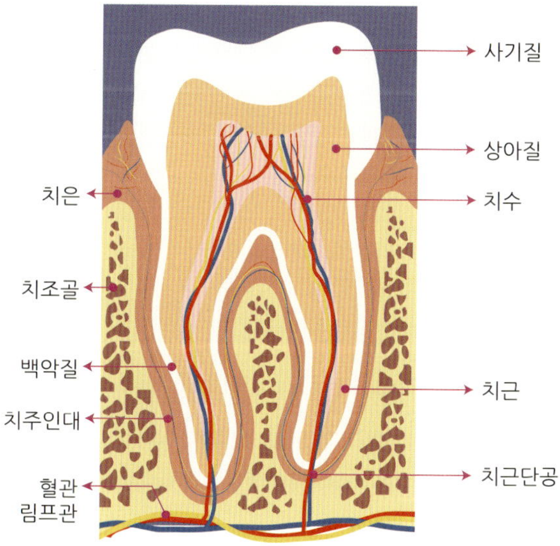

치주를 공부합시다.

백악질은 치아뿌리를 덮고 있는 시멘트질입니다.

백악질은 백악모세포가 만들며, 치아를 싸고 있던 치낭에서 치주인대가 만들어지는데, 치주인대에 자극이 가해지면 치주인대 내 모세포가 백악모세포로 분화되어 백악질을 만듭니다. 나중에 소개될 치조골 또한 치주인대 내 모세포가 치조골모세포로 분화되어 치조골을 만듭니다.

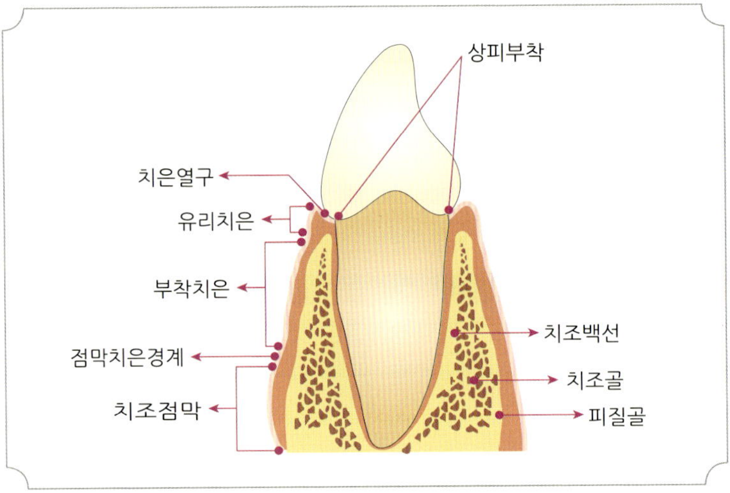

치주인대는 치조골과 백악질 사이에 존재하며, 두께는 0.15 ~ 0.38mm의 질긴 인대조직입니다. 인대와 인대 사이에는 간물질조직이 존재하며 치아에 교합력이 가해지면 인대는 늘어나고, 간물질조직은 압력을 받아서 외부로 조직액이 누출됩니다. 이 조직액을 치은열구삼출액이라고 합니다. 따라서 치아가 일을 할 때는 정상적으로 삼출액이 분비되며 이로 인해 자정작용이 가능해집니다.

치조골은 위에서 말씀 드린 바와 같이 치낭의 내벽이 치주인대로 분화하고 치주인대 내 모세포가 치조골모세포로 분화되어 치조골을 만듭니다. 후에 어떤 원인으로 인해 치주인대가 죽게 되면, 그 치주인대가 담당하고 있는 치조골은 점차 소실됩니다.

치은은 치조골을 덮는 구강점막의 일부인 저작점막으로서, 음식물과의 마찰에도 잘 견딥니다. 치조골에 붙어서 움직이지 않는 부착치은과, 고춧가루가 끼는 부위의 유리치은으로 구별됩니다. 부착치은은 정상적인 경우 선홍색을 띠며 귤껍질 같은 함요 부위를 보이지만, 염증이 나타나면 보다 붉어지고 매끈한 표면을 보입니다.

02. 충치는 왜 생길까요?

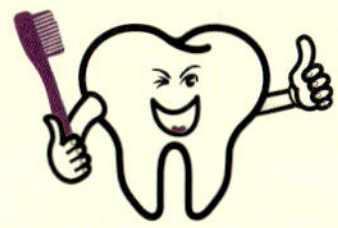

이를 닦지 않으면 충치가 생긴다고 합니다. 하루 3번 그리고 3분 동안, 식후 3분 이내에 닦아야 하며, 양치질 규칙 333이라고 부르기도 합니다.

이를 잘 닦으면 충치가 정말 생기지 않을까요?

치과의사인 저도 이만 잘 닦으면 제발 충치가 생기지 않기를 간절히 희망합니다. 그러나 열심히 닦는데도 충치가 생기는 이유는 뭘까요? 요즘엔 충치세균을 없애는 껌도 나오고 구강세정제도 있는데 충치는 사라지지 않습니다.

초등학교나 중고등학교 구강검사를 나가 보면 충치가 없는 학생은 보기 힘들며, 치열상태가 좋지 못해 교정치료가 필요한 학생들이 의외로 많습니다.

충치를 치료하는 치과의사의 치아는 멀쩡할까요? 충치에 대해 잘 아는 치과의사만큼은 충치가 없거나 치료하여 문제가 없어야 하지 않을까요? 전국으로 교합강연을 다니면서 치과의사를 대상으로 교합조정을 하곤 했는데, 멀쩡한 치아를 가진 치과의사를 보기 힘들었습니다. 다행히도 저는 초등학교 때 치과의사이신 아버지가 상한 곳을 때워주신 치아 두 개를 제외하고는 인공치도 없고 빠진 치아도 없으며 예순에 가까운 지금도 씹는 데 불편을 모르고 삽니다. 혹시 아버지가 치과의사라서 어려서부터 치아관리를 잘했기 때문에 치아들이 멀쩡하지 않을까 생각하시는 분이 계실지 모르겠습니다. 치과의사로서 치아의 소중함을 알기에 잘 관리했기 때문이기도 하지만 제일 큰 이유는 제 교합상태가 바르기 때문이라고 생각합니다. 아무튼 충치를 만드는 세균은 모든 사람에게 공평하게 작용하며, 따라서 사람들은 남녀노소 지위고하를 막론하고 치과를 찾게 됩니다.

누구에게나 공평하게 작용하는 세균은 치아에도 공평할까요?

입 속에 세균은 공평하게 분포되어 있으므로 치아들이 썩을 때 골고루 다 썩어야 하는데, 잘 썩는 부위가 따로 있는 것을 보면 공평하지 않기도 합니다. 어금니의 교합면(대합하는 치아와 닿는 부위)에는 주름이 많이 형성되어 있으며, 이 부위에 음식물이 저류되기 쉽고, 따라서 앞니에 비해 충치로 발전하는 경우가 많습니다. 아래 그림에서 충치가 잘 보이시죠? 음식물이 세균에 의해 부패하는 과정에서 산성물질이 발생하면, 이로 인해 치질이 탈회되어 약해지며 따라서 외력에 의해 쉽게 그 형태가 붕괴될 수 있습니다. 칫솔질이 어려운 맨 뒤쪽 치아가 망가졌다고 생각하십니까? 왼쪽 아래 어금니들에서는 뒤에서 두 번째 치아가 망가지고 맨 뒤 치아는 멀쩡합니다.

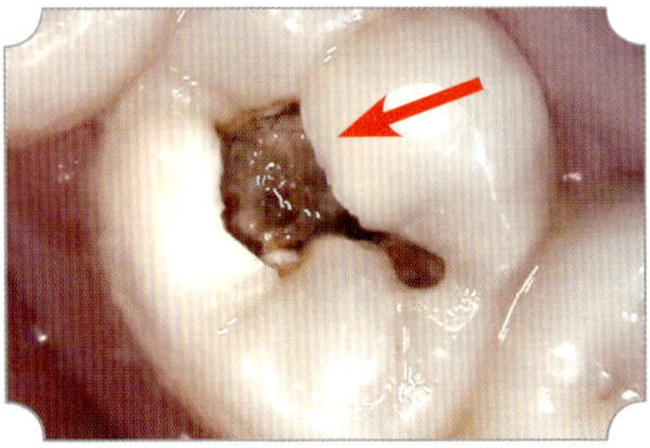

→ 칫솔질이 어려운 어금니 부위, 특히 음식물이 잘 낄 수 있는 골짜기 부위에서 충치가 생긴 것을 볼 수 있습니다.

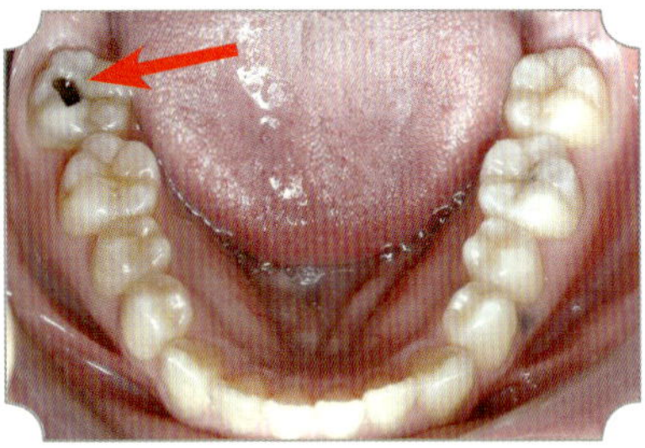

→ 오른쪽 아래 맨 뒤쪽 어금니가 망가진 것이 관찰됩니다.

무엇 때문에 위 사진의 경우처럼 치아들이 망가졌을까요? 오른편 아래 어금니를 자세히 살펴보면 주름진 곳에서 충치가 발생하지 않고, 오히려 음식물이 저류되기 어려운 부위에서 충치가 발생한 것을 알 수 있습니다.

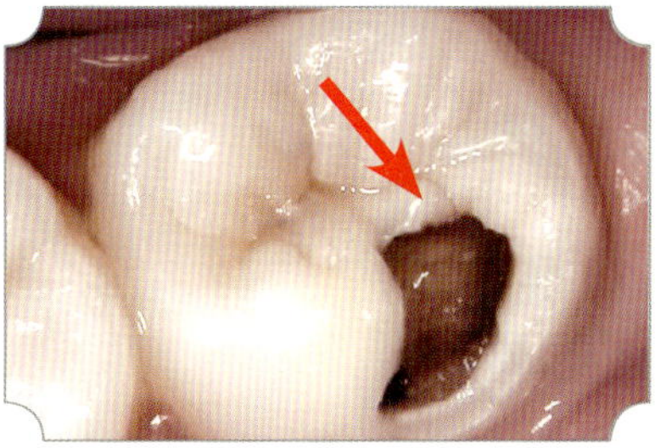

→ **확대한 그림입니다.**
주름진 곳은 멀쩡하며 자정작용이 잘 되는 부위가 오히려 망가진 것이 관찰됩니다.

어쩐지 세균만으로 충치를 설명하기엔 조금 부족하다는 생각이 들지 않으십니까? 충치는 크게 급성충치, 만성충치 그리고 지연충치가 있다고 학교에서 배웠습니다. 치아가 이제 막 맹출될 때는 치아가 약해서 빨리 썩는 급성충치가 많고 , 성장하면서 치아가 단단해지면 천천히 썩는다는 만성충치까지는 어느 정도 이해가 됩니다.

그러나 충치가 진행되다가 멈춘다면 어떻게 이해해야 할까요?

학교 다닐 때 교수님도 지연충치라는 대목에서는 대충 얼버무리고 지나가신 기억이 납니다. 만일 세균만으로 치아가 썩는다면 어떤 이유로 충치의 진행이 멈추게 되었을까요? 치아를 열심히 잘 닦아서? 구강청결제나 껌을 씹어서? 아니면 체질변화가 생겨서?

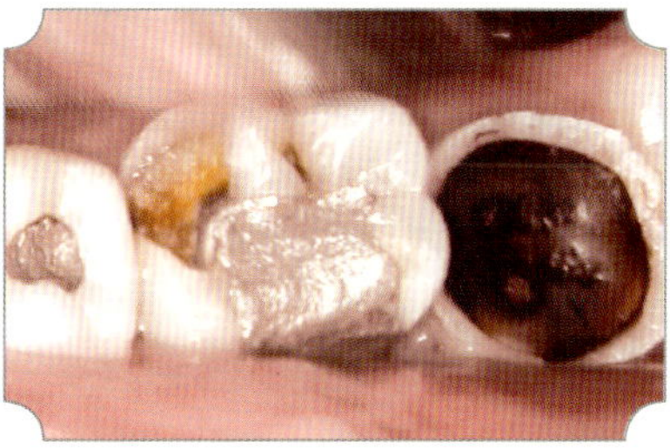

→ 교합면이 푹 파이고 새까맣게 변한 치아가 보이는데, 뾰족한 침같이 생긴 치과도구를 이용하여 치질을 탐침해 보면 단단한 상태인 것을 알 수 있습니다.
가운데 아말감으로 때운 치아는 지금 치질 일부가 깨지고 노출된 치질이 푸석한 상태이며 충치가 현재 진행 중인 것을 알 수 있습니다.

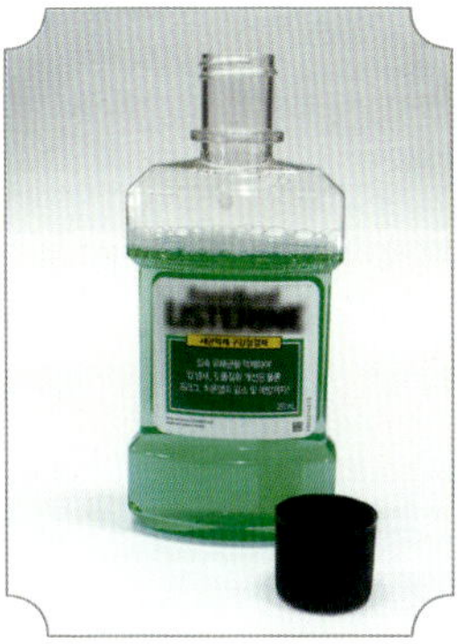

이런 상황은 체질개선이나 구강청결제 혹은 껌 등으로는 해석이 불가능하며, 세균의 집단이주설을 의심케 합니다. 세균이 새까만 치아를 열심히 망가뜨리다가 더 이상 숨기 어려운 환경이 되어서 그 옆 치아로 집단이주를 한 나머지 새까만 치아에는 더 이상 세균이 살지 않아서 충치진행이 멈췄을까요? 어떤 분은 새까만 치아가 어떤 이유로 단단해져서 세균이 더 이상 이 치아를 망가뜨리지 못한다는데, 그렇다면 지금 열심히 망가지는 치아는 왜 단단해지지 못했을까요? 정말 모든 치아가 저 새까만 치아처럼 저절로 단단해질 수만 있다면, 그리고 가급적 많이 망가지기 전에 빨리 단단해지면 얼마나 좋을까 상상해 봅니다. 새까만 치아의 치질 일부를 떼어서 전자현미경으로 확인을 해보면, 힘으로 인해 훼손된 치질에 무기질이 침착되어 치질이 단단해진 것을 알게 되는데, 무기질 사이사이로 죽어 있는 세균들도 관찰됩니다.

→ 지연충치가 보입니다.
사진 왼편 위쪽에 보이는 치아인 제 2대구치는 지금 열심히 망가지고 있습니다.

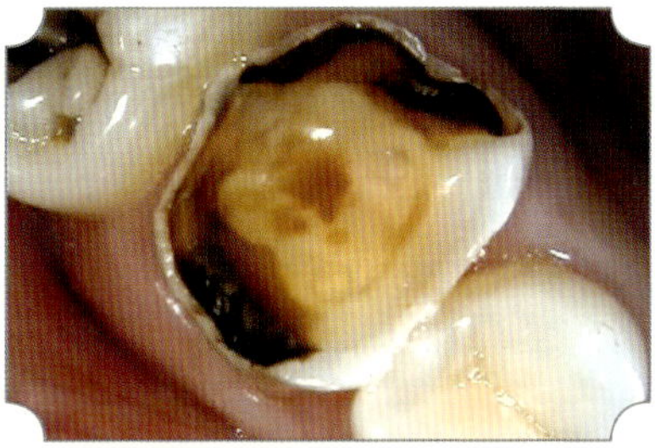

→ 하악 1대구치가 지연충치상태이며, 날카로운 치과기구를 이용하여 탐침 중인데 치질이 단단해진 것을 알게 됩니다.
이런 지연충치들은 모두 공통점이 있는데, 이전에 대합치와 싸웠다는 것 그리고 지금은 싸우지 않는다는 것입니다.

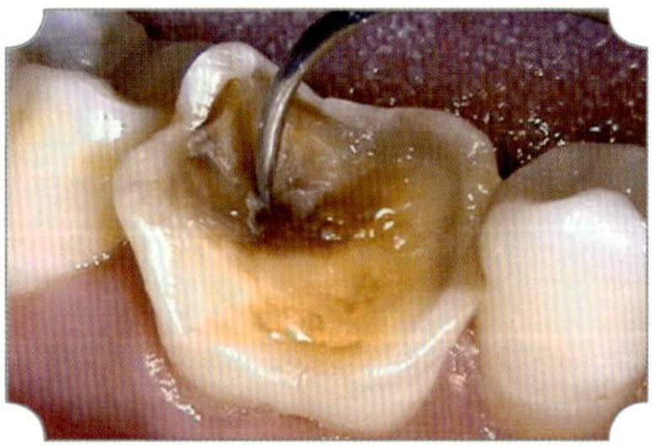

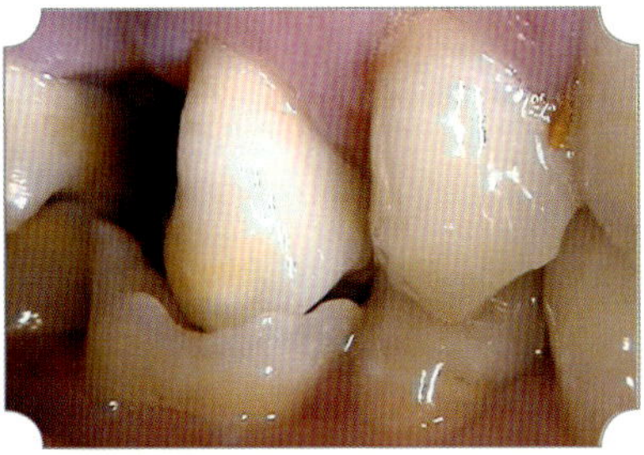 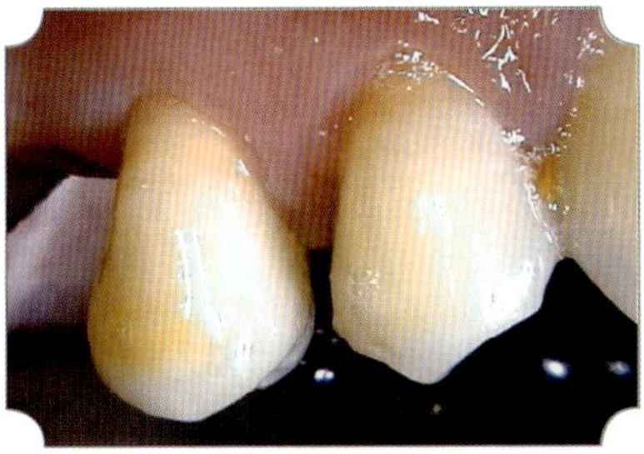

↑ 상악 제 2소구치는 전에 하악구치와 싸울 당시에는 움직임이 심했겠지만, 지금은 하악치질의 일부가 깨져 달아나면서 더 이상 이 치아와 접촉하지 못하는 이유로 점차 움직임이 사라지게 되었습니다. 그리고 전혀 썩지 않았습니다.

이 치아는 왜 안 썩었을까요? 어금니는 왜 흔들릴까요?

필자가 대학원시절 종합시험을 보는데, 시험문제 중 하나가 바로 충치에 대한 것이었습니다. 문제에 대한 답은 충치와 연관된 세균들을 적는 것이었는데 필자는 세균 대신 교합을 논했습니다. 시험 답안지를 제출하면서 내심 뿌듯했는데, 일 주일 후 담임교수님께서 전화를 하셨고, 필자는 교수님들을 찾아다니며 죄송하다는 사과 말씀을 드려야 했습니다. 그중 한 교수님은 대학원 학생의 답안을 신랄하게 비판하시며, 패러다임에 대한 강의를 무려 두 시간 동안 하셨지만, 그 교수님 방문을 나설 때 "그래도 충치는 교합이야!" 라고 옛날 유럽의 어느 과학자처럼 마음속으로 되뇌었습니다. 충치에 대한 세균은 꼭 필요한 요소이며 따라서 필요조건이지만 세균만으로 충분히 충치가 생기지는 않는 이유로 충분조건은 아닙니다. 충치가 되기 위해서는 치아가 세균이 작용할 수 있도록 치질구조가 망가져야 하는데, 이런 치질붕괴는 바로 좋지 않은 교합상태에서 잘 발생합니다.

즉 충치에 대한 바람직하지 못한 교합은 아주 중요한 필요조건이며, 이 조건이 결여된 상태에서는 충치가 생기지 않는다는 말과 같습니다.

문명이 들어가기 전에 에스키모 아기들은 어떤 이유식을 했을까요?

에스키모 인들은 문명을 접하기 전에는 충치가 없었다는 글을 본 적이 있습니다. 그러다가 초콜릿 같은 음식을 접하면서 충치가 생겼다고 하더군요. 물론 당분이 많은 음식이 문제가 되기도 하겠지만 가장 본질적인 문제는 바로 음식물 섭취가 편리한가 편리하지 않는가에 있다고 생각합니다.

문명이 들어가기 전에 에스키모 아기들은 어떤 이유식을 했을까요? 에스키모 인들은 생고기를 잘 먹었다는데, 아기도 생고기를 오랫동안 질겅거리며 씹지 않았을까요? 오래 씹는다는 말은 입 주위 근육운동이 활발하다는 말과 같으며, 오래 씹을 때는 자주 삼키는데 이때 혀도 입 속에서 활발하게 운동하며 따라서 악안면의 성장이 잘 된다는 말과 같습니다. 악안면성장이 바람직하면 치열도 바르게 되고 교합상태도 턱관절의 형태도 바람직해지고, 이런 좋은 환경에서 맹출하는 영구치들도 쉽게 조화되며 제기능을 충실하게 이행할 것입니다. 제가 어렸을 때는 비싼 초콜릿 대신 단수수라는 옥수수줄기 같은 식물의 껍질을 벗겨내고 껌 씹듯 하루 종일 질겅질겅 씹던 기억이 납니다. 그래서인지 저는 교합상태가 비교적 좋은 편입니다.

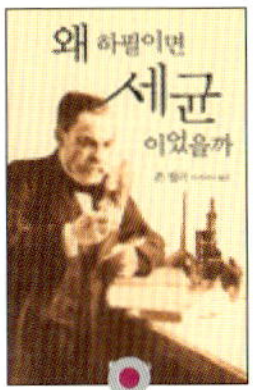

『왜 하필이면 세균이었을까』 에서
발췌한 글을 소개합니다.
('몸과 마음' 출판사 / 존 웰러 저)

1683년 9월에는 치아에 묻어 있는 찌꺼기를 제거하는 치실(dental floss)에 대한 최초의 기록이 이루어졌다. 그것은 네덜란드 한 소도시의 공무원이던 안톤반 루벤호크(Anthony van Leeuwenhoek)에 의해 행해졌는데, 그는 당대 최고의 현미경 제작자 중 한 사람이었다. 그는 '보통의 경우에는 매우 깨끗한' 그의 치아에서 '하얀 물질'을 조금 긁어내어 현미경 아래 놓고 관찰했다. 이 뛰어난 네덜란드 인은 불과 수개월 전에 미생물을 관찰한 첫 번째 사람이 될 참이었는데, 그는 그 역사적인 사건에서 목격했던 '살아 있는 작은 동물들'의 크기와 다양성에 깜짝 놀랐다.

19세기 중반에 이르면서 세균혁명을 위한 무대가 마련됐다. 세균혁명이 다가오고 있다는 사실을 알고 있는 사람은 거의 없었지만 미생물의 존재와 그것이 부패의 원인일 가능성, 그리고 전염병이 존재한다는 사실 등은 충분히 알려져 있었다. 이제 세균설은 적어도 연구해 볼 만한 가치가 있는 학설로 인식됐다. 또한 독가스 이론은 많은 의사에게 유기물이든 무기물이든 간에 병을 일으키는 작은 입자가 존재할 가능성을 시사하고 있었다. 그러나 이처럼 상황이 호전되고 있는데도 1850년에 세균설을 지지하던 사람들은 정식 학설로 인정될 가능성이 별로 없다고 낙담하고 있었다. 1850년대까지는 세균설을 지지하는 사람들이 해결해야 할 문제가 많았다. 그때까지도 미생물이 인체 내에서 일어나는 질병의 원인이 될 수 있음을 보여주는 강력한 증거는 없었다. 미생물이 외부에서 부패를 일으키는 원인이 된다는 것조차 확실하지 않았고, 무해한 세균들이 많이 관찰됨에 따라 루벤호크의 '작은 생물들'은 병을 일으킬 가능성이 없다고 생각됐다. 따라서 세균설을 주장하는 사람들이 도전해야 할 첫 번째 주요 과제는 자연발생론을 극복하는 것이었고, 두 번째로는 특정한 미생물이 숙주에서 일관되게 똑같은 질병을 일으킨다는 사실을 증명하는 것이었다. 다행스럽게도 1800년대 중반의 의학은 새로운 가능성을 품고 있었다. 그리고 한 인물이 등장하여 실험에 대한 새로운 욕구를 가지고 다른 누구보다 열정적으로 새로운 발견에 이르는 길을 열어 갔다.

그는 프랑스의 루이 파스퇴르였다. 일단 발효과정에 대한 연구를 시작한 파스퇴르는 필연적으로 자연발생론을 둘러싼 논쟁에 휩싸여야 했다. 1858년 펠릭스 푸쉐(Felix Pouchet)가 자연발생론을 증명할 수 있다고 주장하며 파스퇴르에게 도전장을 던졌다. 파스퇴르 역시 그 도전을 기꺼이 받아들였다. 나름대로의 학문을 갖춘 과학자였던 푸쉐는 공기가 차단된 수은 용기 안에 끓인 건초즙을 오랫동안 놓아두면 미생물이 발생한다고 주장했다.

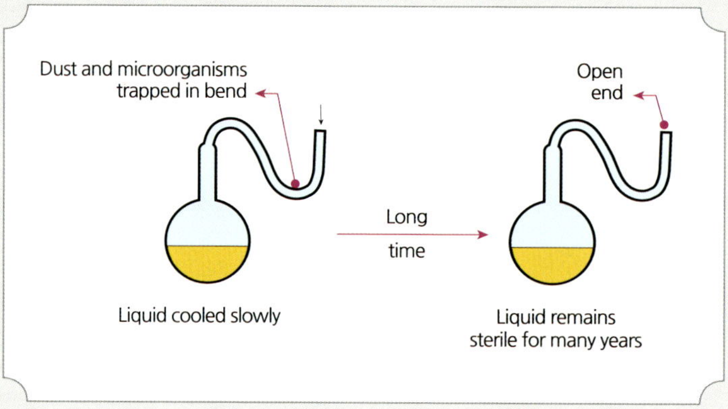

파스퇴르는 백조의 목처럼 구부러진 플라스크(swannecked flask)에 끓인 설탕물을 넣었다. 구부러진 플라스크의 목은 공기가 안으로 들어가는 것을 방해했지만 산소의 공급까지 방해하지는 않았다. 예상했던 것처럼 공기 중의 물질이 설탕물에 닿기 쉬울수록 발효가 잘됐는데, 한번 비틀어진 목을 가진 시험관에서는 미생물이 들어 있는 먼지들이 구부러진 부위에 잡혀서 발효가 잘 일어나지 않았다.

푸쉐는 이전에 니드햄이 주장했던 것과 마찬가지로 건초즙을 가열했기 때문에 생명이 발생할 수 있는 능력이 파괴됐다고 주장했다. 그러나 파스퇴르는 가열할 필요가 없는 멸균 용액을 소에게서 추출하여 플라스크에 넣은 후 미생물이 생기는지를 검사했다. 하지만 몇 주가 지나도록 미생물은 발견되지 않았다. 그것은 최고의 과학실험이었으며 파스퇴르는 다시 한 번 자신이 옳았음을 증명하게 됐다.

교합의 역사는 암울했던 19세기를 뒤로하고 20세기 중반에야 시작됩니다. 특히 지금 거론되는 기능교합 이야기는 20년도 채 되지 않은 이야기입니다. 교합을 이야기할 때 사용하는 거리단위는 mm가 아닌 마이크론(Micron)입니다. 1mm는 1000 마이크론입니다. 세균을 현미경으로 봐야 보이듯이 교합도 작은 측정치로 재어야만 문제점을 파악할 수 있습니다.

왼편의 커다란 검은 동그라미는 머리카락의 단면을 나타냅니다. Micron이라는 점이 보이시나요? 머리카락은 무려 25 마이크론(Micron)이나 된답니다. 혹시 은박지를 깨문 경험이 있으신지요? 은박지는 아주 얇지만 눈도 없고 귀도 없는 치아는 은박지가 붙은 것을 알아냅니다. 그렇다고 은박지가 치아에 붙은 채로 음식물을 씹을 수 있을까요? 씹기도 힘들 뿐만 아니라 힘든 걸 참고 계속 씹다가는 치아나 잇몸, 치주인대 그리고 치조골 같은 치아 주위조직에 문제가 발생합니다.

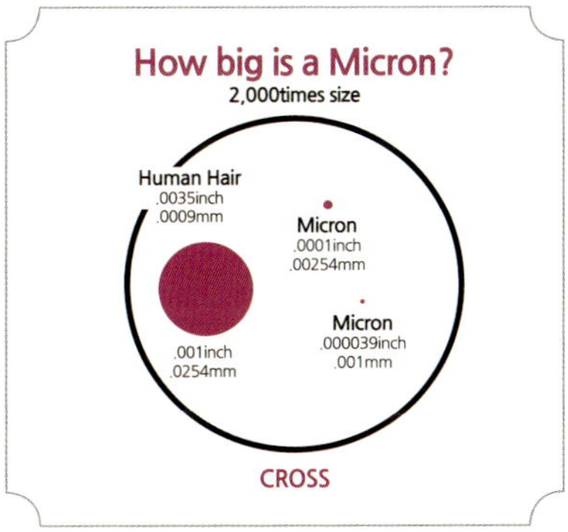

치아는 움직입니다.

음식을 씹을 때마다 치아는 보다 뿌리 쪽으로 그리고 앞쪽으로 그리고 혀 쪽으로 움직이며, 음식을 다 씹고 나면 얼굴 길이가 적어도 20 마이크론 정도 짧아지게 됩니다. 어금니가 움직일 때 어금니의 볼 쪽 그리고 뒤쪽 부위는 교합면 쪽으로 들리는데, 잘못 닳으면 치아가 보다 많이 기울고 따라서 치아의 뒤쪽 어느 부위는 은박지가 달라붙은 효과를 보이게 됩니다. 그리고 저작 중에 이 부위에 센 교합력이 작용하여 충치로 진행하거나 턱이 옆으로 움직일 때 대합치와 걸리면서 흔들리게 되어 풍치로 발전하기도 하고, 혹은 센 교합력이 턱관절에 작용하여 턱관절장애가 발생하기도 합니다. 재미있는 현상이 몇 가지 있습니다. 여러분의 입 속을 거울로 비춰가며 확인하시기 바랍니다. 그리고 집게손가락을 여러분의 치아 하나하나에 가만히 올려놓고 느끼시기 바랍니다.

⊙ 이때 주의할 점

치아를 절대 힘을 주어 밀면 안 됩니다. 힘을 주면 치아가 움직이기 때문에 정확한 증상을 알 수 없습니다. 반드시 손가락에서 힘을 빼고 느끼시기 바랍니다.

- ☑ 이를 갈 때 울리는 치아는 이 사이에 음식물이 잘 낍니다.
  어금니 사이도 앞니 사이도..
- ☑ 이를 갈 때 울리는 치아는 교합면이 대부분 썩어 있습니다.
- ☑ 이를 갈 때 울리는 치아는 치아의 사이가 대부분 썩어 있습니다.
  어금니 사이도 앞니 사이도..
- ☑ 이를 갈 때 울리는 치아는 찬물에 시리다고 합니다. 어금니도 앞니도..
- ☑ 이를 갈 때 울리는 치아는 잇몸에서 대부분 피가 잘 납니다. 어금니도 앞니도..
- ☑ 이를 갈 때 울리는 치아는 식사할 때 대부분 아픕니다. 어금니도 앞니도..
- ☑ 이를 갈 때 울리는 치아는 대부분 치석이 잘 낍니다. 어금니도 앞니도...
- ☑ 이를 갈 때 울리는 치아는 대부분 소의 이빨처럼 닳아 있습니다.
  심지어는 앞니도 닳아서 소이빨처럼 된 경우도 있습니다.

턱관절에 문제가 있는 경우 구강 내에는 위와 같은 상황이 많든 적든 한가지 이상 존재합니다. 자! 그러면 여러분은 공통점을 찾았을 것입니다. 문제는 이를 갈 때 발생하는 힘에 의해 치아가 망가진다는 것입니다. 이 힘이 바로 원인요소이며, 기여요소가 있는 곳에 먼저 발생합니다. 즉 교합면의 골짜기나, 음식물이 낄 수 있는 치아 사이나, 치아의 가느다란 허리나, 침샘 주위에 위치한 치아의 경우나, 이를 닦을 때 닦기 힘든 곳이나, 가장 먼저 맹출한 것 등이 기여요소로 작용합니다. 치아가 울리는 것은 누구에게나 다 있는 것은 아닙니다.

원래 정상적이라면 울리는 정도가 작거나 없어야 합니다.

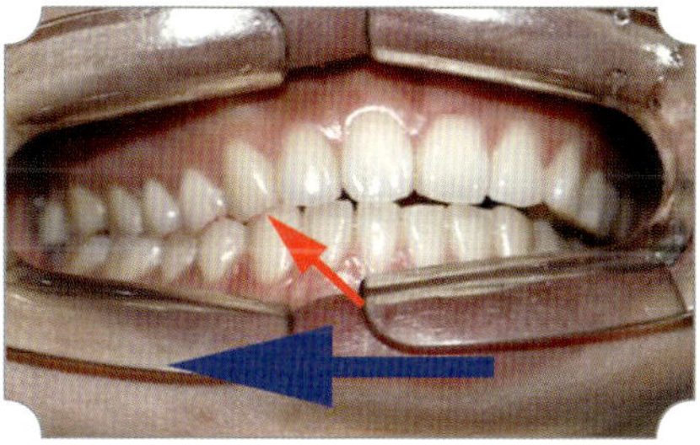

➔ 보통 턱이 옆으로 0.2mm 정도 움직이면 위아래 어금니가 서로 닿지 않아야 합니다. 위아래 어금니가 0.001mm라도 뜨면 측방력에서 해방됩니다. 위 송곳니와 아래 송곳니는 0.2mm 정도 떨어져 있습니다. 턱이 옆으로 움직이기 시작하면서 송곳니들이 서로 닿게 되고 어금니는 자연히 떨어지게 됩니다.

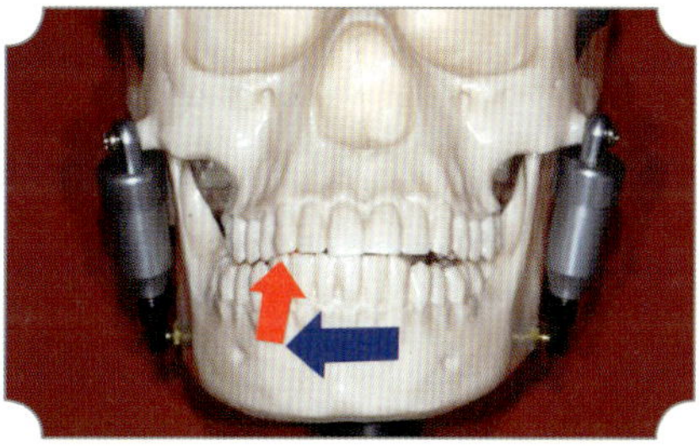

➔ 상악견치는 치관 형태와 치근 형태가 하악견치와 만나서 측방운동을 하기에 알맞은 모양이며, 길이도 길고 또한 치조골이 치밀하여 측방운동을 하기에 보다 효과적입니다.

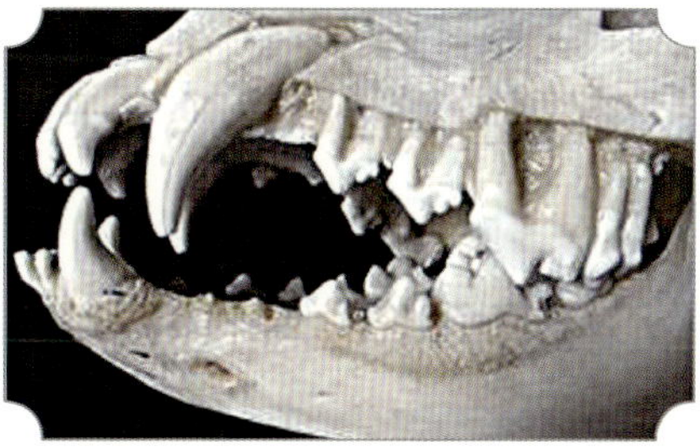

➔ 물어뜯을 때 우리는 대개 견치를 사용하는데 견치는 개이빨이란 뜻입니다.

03. 치아에 건강한 음식은?

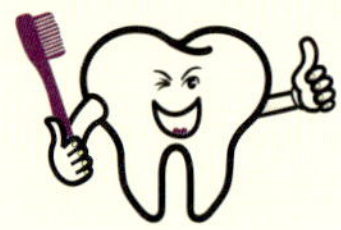

초콜릿이나 사탕, 비스킷은 구강 내에서 쉽게 산성물질로 바뀌고, 치아에 잘 달라붙기 때문에 좋지 않다는 말은, 아주 어렸을 때부터 들어 왔습니다. 여기에서는 치아에 가해지는 힘과 관련되어 치아주위조직인 치근막 · 백악질 · 치조골 · 치은을 생각하며 음식에 대해 이야기하려고 합니다.

1. 먼저 사탕을 먹어 볼까요?

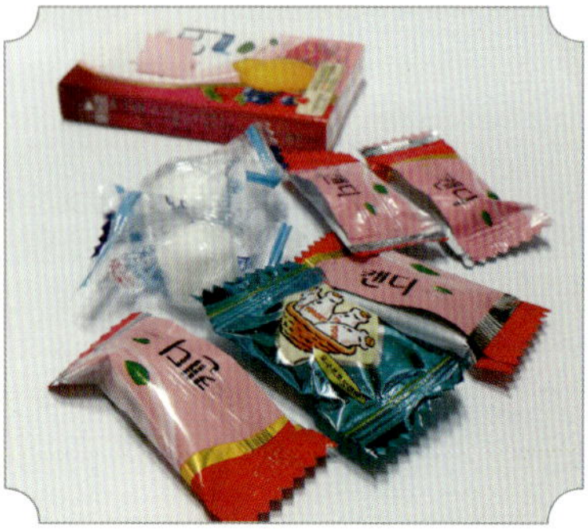

사탕을 쭉쭉 빨아먹는 것이 아니고 깨물어 봅시다. 앞니로 깨물 수 있나요? 이가 아파서 그렇게는 물지 못합니다. 자기도 모르게 사탕은 어금니로 가 있습니다. 자! 어금니로 깨물어 봅시다. 오른쪽 어금니로 깨물면 왼쪽은 일을 안 하고 있고, 또 오른쪽 사탕이 닿아 있는 치아만 힘을 받습니다. 치아의 교두가 뾰족할수록 잘 깨집니다(얼음을 깰 때는 바늘로 깬답니다.). 깨지는 순간 어금니끼리는 서로 가까워지지만 닿지는 않습니다. 적어도 부딪히기 바로 전에 멈춥니다. 만약 부딪히면 이가 깨질 수 있습니다. 만약 어금니에 올려놓은 사탕이 단단해서 빨리 깨지지 않으면 어떻게 될까요? 치아에 무리한 힘이 가해져 아프기 때문에 다른쪽 어금니로 사탕의 위치를 바꿉니다. 안 깨지면 입 속에서 굴려가며 빨아먹으면 크기가 작아지는데 이때 다시 시도해 보십시오. 깨집니다. 깨지는 이유는 두 가지인데 첫째는, 사탕이 작아졌기 때문이고, 둘째는 폐구근의 길이가 최대의 힘을 낼 수 있는 길이로 근접했기 때문입니다. 단단한 것을 깨물 때는 어금니로 깨무는데, 입을 크게 벌리고 깨무는 것보다 작게 벌리고 깨물 때 큰 힘이 나오는 것을 알았습니다. 그리고 어금니라도 깨문 채로 오래 있으면 치아에 무리가 간다는 것도 알았습니다.

2. 엿을 먹어 봅시다.

갱엿이면 더욱 좋겠는데 요즘에도 팔지 모르겠습니다. 갱엿이 없으면 생강엿을 한번 구해 보십시오(치아에 쩍쩍 달라붙는 것일수록 좋습니다.). 위아래 어금니가 짝 달라붙은 상태에서 옆으로 갈아 보려고 애를 써보십시오. 어금니가 아프다고 느끼시는 분이나 턱관절이 아프신 분은 나머지 엿을 남에게 주고, 엿과의 인연을 끊으시기 바랍니다.

3. 오징어는 어떨까요?

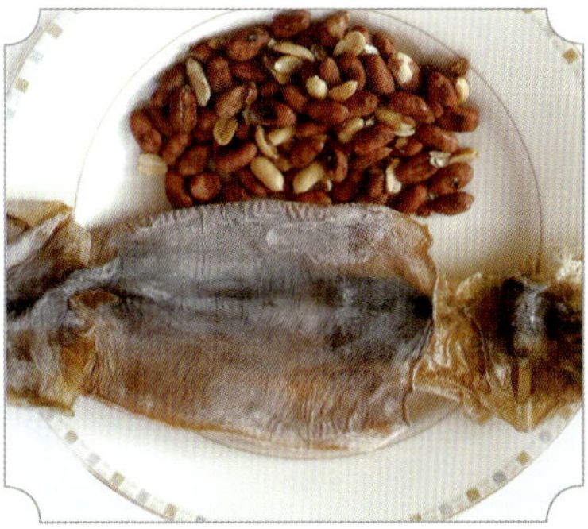

마른 오징어는 상당히 질기며 단단합니다. 손으로 몸체를 길게 잘라서 입 안에 넣고 자르기도 하며, 손이나 가위로 잘라 먹기 편한 형태로 먼저 만듭니다. 다리 부분은 주로 송곳니나 소구치를 이용하여 자릅니다. 다음 오징어가 물러질 때까지 어금니로 단단한 상태에서 물러질 때까지 질겅질겅 씹습니다. 이때 단단한 오징어 조각상태가 치아에 수직압력을 주게 됩니다. 일단 형태가 무너져도 잘 으깨지지 않기 때문에 완전히 으깨지기 전까지 어금니에는 음식으로 인해 괜히 측방력이 가해집니다. 즉 음식이 어금니 사이에서 측방력을 전달하는 꼴입니다.

치아는 0.001mm만 떠도 서로 닿지 않은 상태이고 아무런 싸움이 안 되지만 그 사이에 질긴 종이라도 한 장 끼워 놓으면 이것 때문에 측방력이 발생합니다. 처음에는 치아도 끙끙대며 견디지만 오징어를 많이 씹으면 치아가 피곤함을 호소합니다. 이때 여러분은 치아가 아프다고 느끼는 것입니다. 개인차는 있으나 많이 먹는 경우 턱관절에 소리가 나는 경우도 있고, 심한 경우 고통을 호소할 수도 있습니다.

4. 과일은 어떨까요?

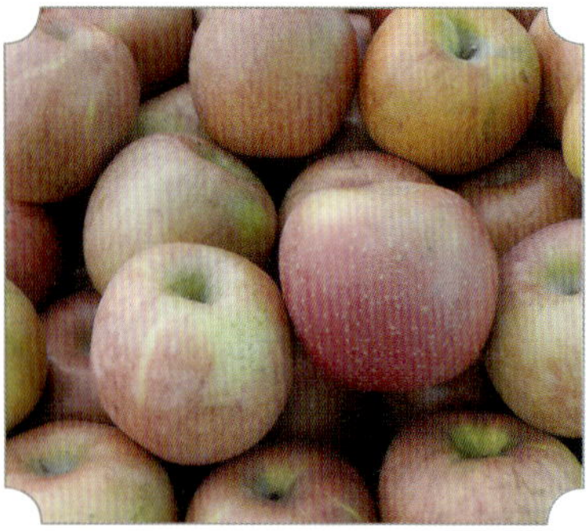

사과를 깎지 않고 그냥 먹는 경우를 생각합시다. 먼저 입을 크게 벌리십시오. 그래야 사과가 입 안으로 많이 들어오니까요. 또한 동시에 아래턱이 앞으로 나가서 사과를 깨물 때 사과가 잘 잘라지도록 합니다. 사과를 자를 때는 큰 힘이 들어가지 않으므로 앞니로 깨물어도 된다는 것을 우리는 이미 경험으로 잘 알고 있습니다. 따라서 아무 걱정 없이 앞니를 사용하는 것입니다. 잘린 조각이 입 안으로 들어오면 입을 다물어 조각이 밖으로 빠져나가지 않게 하는 동시에, 혀는 사과 조각을 어금니 쪽으로 보냅니다. 어금니는 큰 힘을 들이지 않고 사과를 부술 수 있습니다. 또한 위아래 어금니 사이에 있을 때도 잘 분쇄되어 측방력을 전달하는 매개체가 되지 못합니다. 사과를 많이 먹어서 이가 아프다는 사람은 보지 못했습니다.

5. 먹는 생밤은 어떨까요?

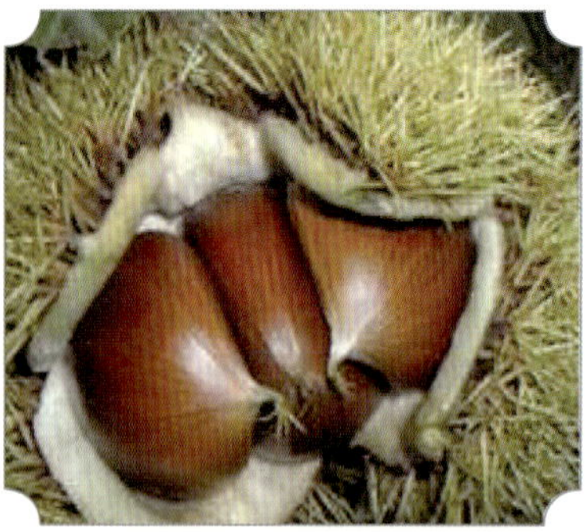

생밤을 먹어 봅시다. 일단 칼로 단단한 껍질을 깐 다음 작은 알밤이 입 안으로 들어갑니다. 크기가 작기 때문에 앞니로 굳이 자를 필요가 없습니다. 혀는 생밤을 바로 어금니로 보내서 절구질을 시작합니다. 밤이 어금니 사이에서 부서질 때는 사과보다는 약간 단단해서 절구질하는 어금니를 치조골 쪽으로 누릅니다. 이때 어금니에 가해지는 생리적인 힘은 치주인대를 늘리는데, 동시에 치조골과 백악질은 생성하려는 성향을 보이게 되며 따라서 건강한 상태를 유지합니다.

우리나라도 예부터 일 년에 한 번 부럼을 먹는 풍습이 있습니다. 음식의 종류, 먹는 양, 먹는 횟수, 씹는 습관에 따라 어금니에 다른 영향을 줍니다. 질긴 음식을 많이, 자주 섭취하면 어금니가 측방력을 많이 받아 치근막이 늘어나며, 심하면 찢어지게 되고, 치근 주위에 부착되어 치근막을 잡아주는 백악질이 틀어지며, 치조골은 치근막이 당기는 힘이 없어져 긴장이 소실되어 점차 파괴 · 흡수됩니다. 치아를 옆으로 갈 때 송곳니가 어금니를 잘 띄우는 교합상태의 사람도 질긴 음식은 되도록 피해야 하며, 송곳니가 제구실을 못 해 어금니를 조금만 띄운다든지, 전혀 띄우지 못하는 사람은 더욱 좋지 않습니다.

이러한 음식으로 인해 치아가 빨리 닳아서 송곳니가 빨리 자기 일을 포기하는 경우도 종종 발생합니다. 치아에 건강한 음식이란 저작 시 치아를 망가뜨리지 않으면서 자정작용이 가능하고 아울러 치아에 적당한 기능운동을 발생시키는 물성을 가진 음식이 아닐까 생각합니다.

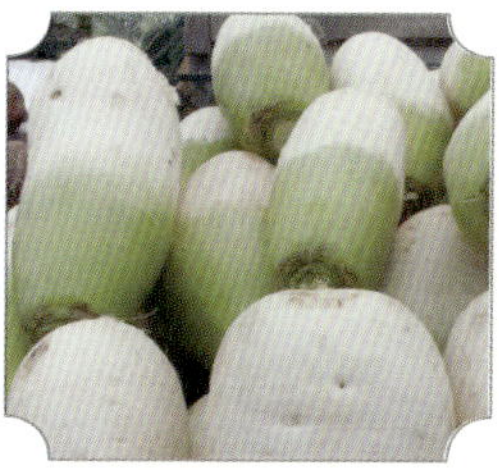
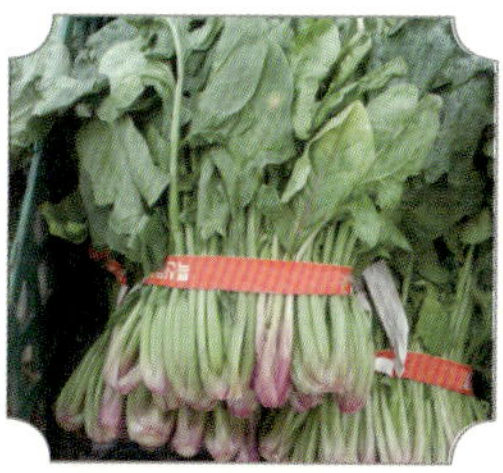
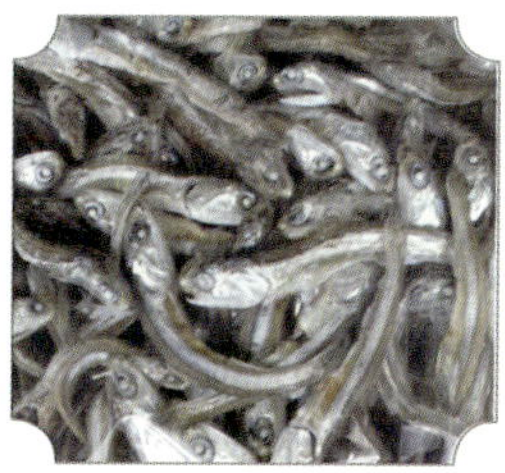
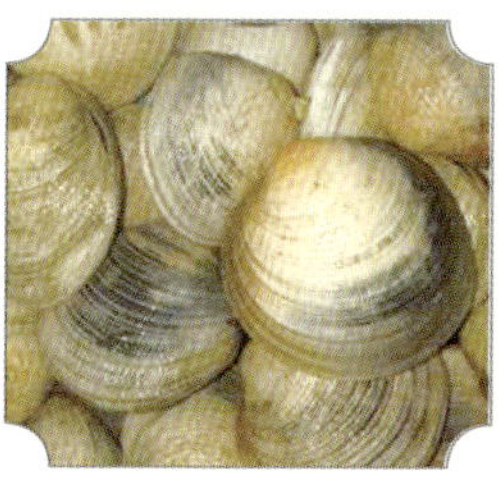
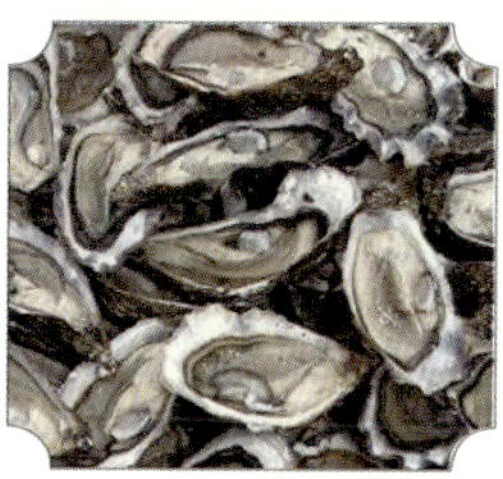

사진을 올리다 보니 제가 좋아하는 것들이 많네요.

04. 어금니는 왜 흔들릴까요?

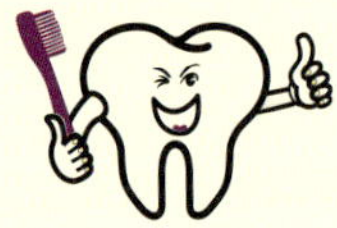

사람이 음식물을 저작할 때는 음식물이 있는 쪽으로 입을 벌리면서 턱이 그쪽으로 움직이며, 아래턱이 닫히면서 원래 위치로 돌아오게 됩니다.

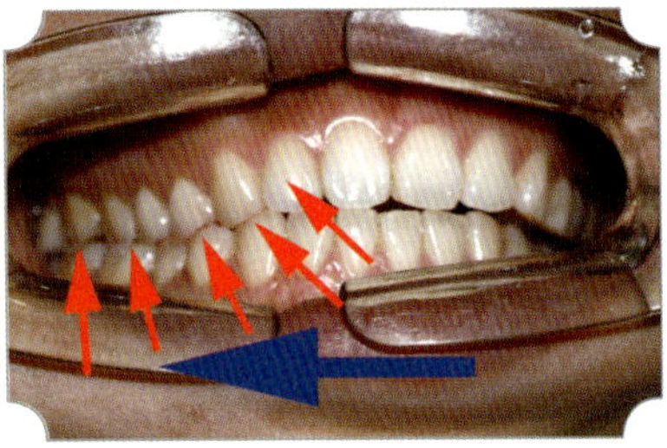

이 과정에서 위아래 어금니들은 서로 절구통이 되기도 하고 절구공이가 되기도 하면서 음식물을 절구질합니다. 질기고 단단한 음식을 씹을수록 이 음식물로 인해 치아를 옆으로 흔드는 힘이 작용하여서 치아가 옆으로 흔들리게 됩니다.

★ 치아는 치조골이라는 뼈 속에 마치 못이 나무에 박힌 것처럼 존재하는 것이 아니라 치조골과 치아뿌리 사이에 치주인대라는 연조직이 존재하며 따라서 살 위에 떠 있는 상태입니다.

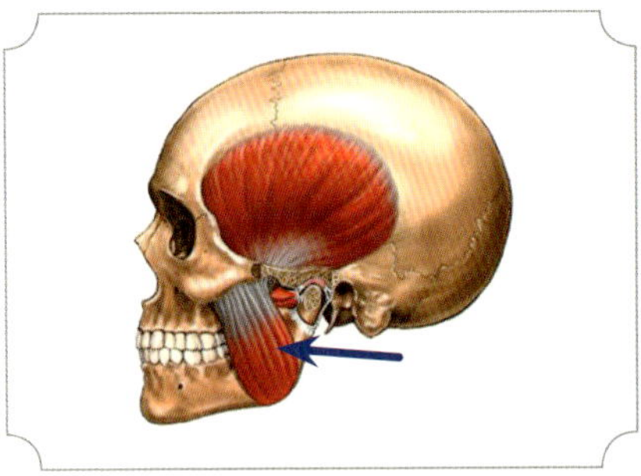

→ 침을 꿀꺽 삼키면 양쪽 볼에 위치한 교근이라는 근육이 수축하면서 볼록하게 튀어나오는데, 이는 근육이 최대 수축된 상태이며 동시에 더 이상 수축이 불가능한 상태이기도 합니다.

(파란색 화살표가 교근을 가리킵니다.)

음식물을 저작하기 위해 입을 벌리면 교근이 늘어나고, 이 상태에서 최대 수축길이가 될 때까지 수축이 가능해지는데, 음식물의 종류에 따라 근육은 수축할 때의 힘이 달라집니다. 즉, 비교적 부드러운 음식을 씹을 때는 교근은 비교적 쉽게 수축이 가능해지며 따라서 근육의 최대 수축길이를 쉽게 이룩해 내고 그동안 근육은 생리적인 수축이 가능해집니다. 그러나 단단한 음식을 씹을 때는 교근이 쉽게 수축되지 못하도록 음식물이 순간순간 방해하며 따라서, 교근은 일정한 길이에서 순간순간 수축이 방해되는 비생리적인 수축이 나타납니다. 이런 비생리적인 수축은 생리적인 수축보다 3배 정도의 수축력을 나타내고, 음식물 분쇄를 담당하는 치아에 힘이 전달되는 과정에서 수평력이 커질수록 치아가 흔들리게 됩니다. 또한 단단한 음식물만이 치아를 흔드는 것은 아닙니다. 공교롭게도 좋지 못한 교합상태에서는 위아래 어금니들이 서로를 흔드는 경우를 보기도 합니다.

이에 대한 답을 드리기 전에 먼저 교근에 대해 알아봅시다.

교근(咬筋)은 말 그대로 씹는 일을 담당하는 근육이며, 몸 근육 중에서 두 번째로 힘이 셉니다. 교근은 약 쌀 한 가마니의 힘을 발휘할 수 있는 대단한 근육입니다. 그런데 이 근육은 위아래 어금니끼리 물었을 때만 수축이 가능하고 위아래 송곳니끼리 혹은 위아래 절치끼리 물었을 때는 수축하지 못하고 또 그래야만 합니다.

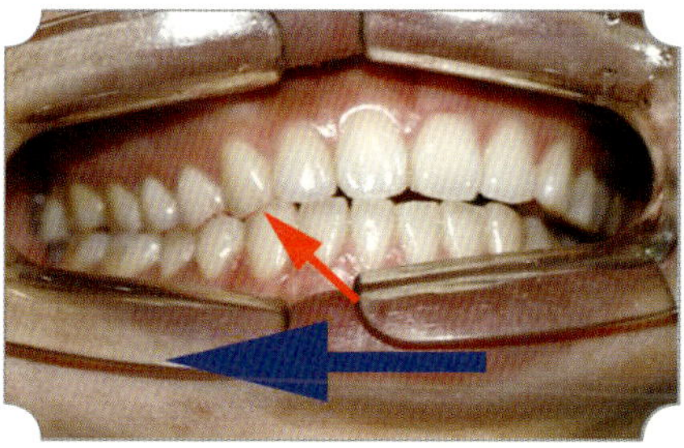

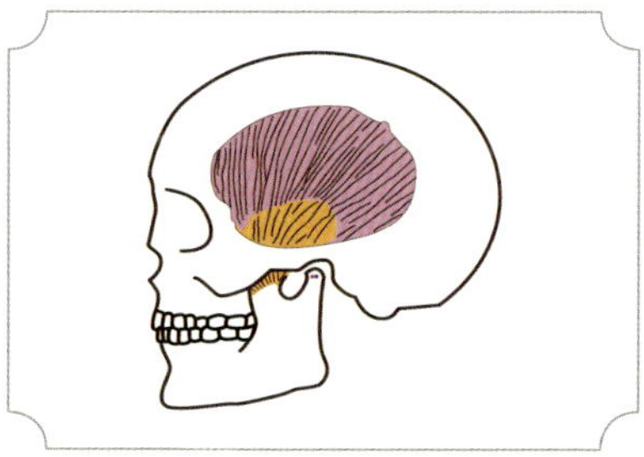

↑ 측두골에 붙어 있는 측두근이며,
긴장할 때의 힘은 교근의 1/4 정도입니다.

턱이 옆으로 움직일 때 는 위아래 송곳니들끼리만 닿고 어금니는 닿아서는 안 됩니다. 그러나 바람직하지 못한 교합에서는 턱이 옆으로 움직일 때 위아래 어금니들끼리 여전히 접촉하여 교근이 긴장하게 되고, 이때 발생하는 교합력은 고스란히 접촉하는 어금니들에 작용됩니다.

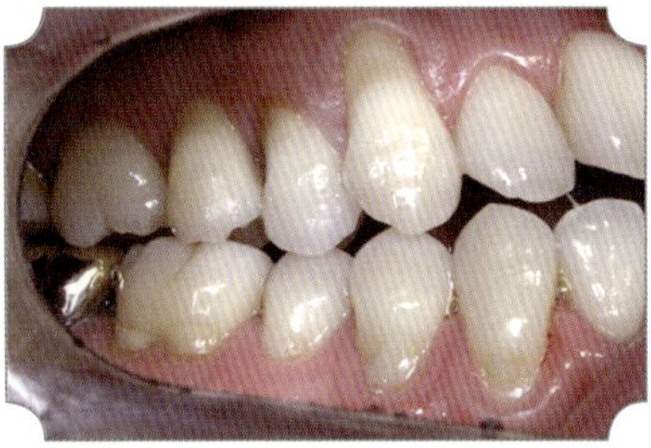

→ 위아래 송곳니들끼리 접촉하지 못하고 뒤쪽 위아래 어금니들끼리 접촉하며, 아래 어금니가 위 어금니의 교합면에 접촉하여 위 어금니를 볼 쪽으로 밀고 있습니다.

위아래 송곳니들끼리 접촉하지 못하고 뒤쪽 위아래 어금니들끼리 접촉하며, 아래 어금니가 위 어금니의 교합면에 접촉하여 위 어금니를 볼 쪽으로 밀고 있습니다.

이런 치아들은 일차적으로 치아의 교합면에 힘이 작용하는 이유로 공통적으로 교합면에 facet(위아래 치아들이 서로 비비면서 만든 단면)이 발생합니다. 아래 그림은 턱이 오른쪽으로 움직일 때 '오른쪽' 위아래 어금니들이 닿는 것을 앞쪽에서 본 것입니다. 턱이 오른쪽으로 움직일 때 아래 어금니의 교두 한 부위가 위 어금니의 교두 한 부위와 접촉하면 두 치아는 모두 치근 쪽으로 움직이는 성향이 나타남과 동시에, 위 어금니의 교두경사(파란색 선)로 인해 위 어금니는 볼 쪽으로, 아래 어금니는 혀 쪽으로 움직이는 성향이 나타나게 됩니다.

➔ 빨간색 화살표는 각기 치아가 움직이려는 방향을, 파란색 선은 '치아교두경사각' 을 나타냅니다. 수평으로 움직이는 화살표가 더 굵게 표시되어 있는데, 이는 위아래 어금니들이 서로 만날 때 치근 쪽보다는 옆으로 움직이는 힘이 더 큰 것을 나타내고 있습니다.

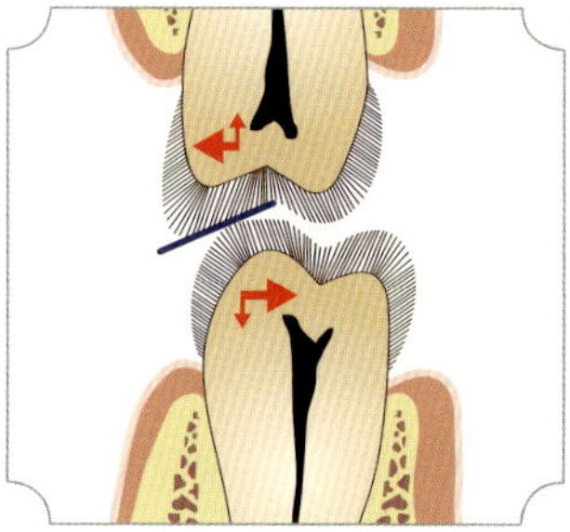

반대로 치아가 닳으면서 교두경사각이 작아지면, 위아래 어금니들은 서로를 흔드는 대신 치근 쪽으로 더 세게 누르게 됩니다.

➔ 옆으로 흔드는 힘보다 수직으로 작용하는 힘이 더 크게 가해지는 것을 나타내고 있습니다.

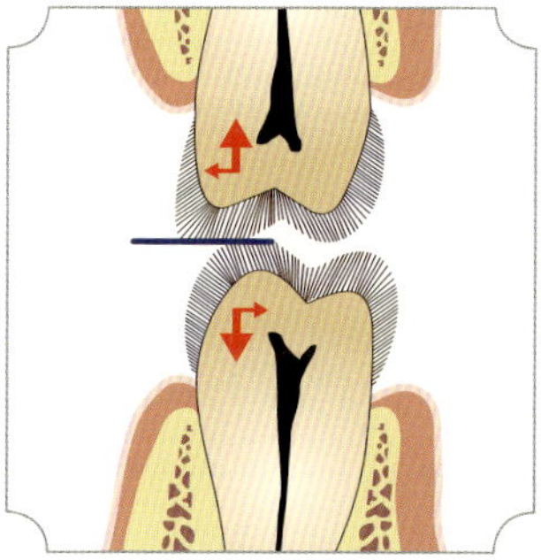

치아는 나무에 박힌 못처럼 평생 뼈 속 그 위치에 움직이지 않고 그대로 있는 것은 아닙니다. 씹을 때 움직이지 않고 가만히 있는 것도 아닙니다.

★ 치아는 힘을 받으면 기능운동을 합니다.

음식을 씹는 그 순간, 즉 위 어금니와 아래 어금니가 만나는 그 순간에 과연 어떤 일이 생길까요?

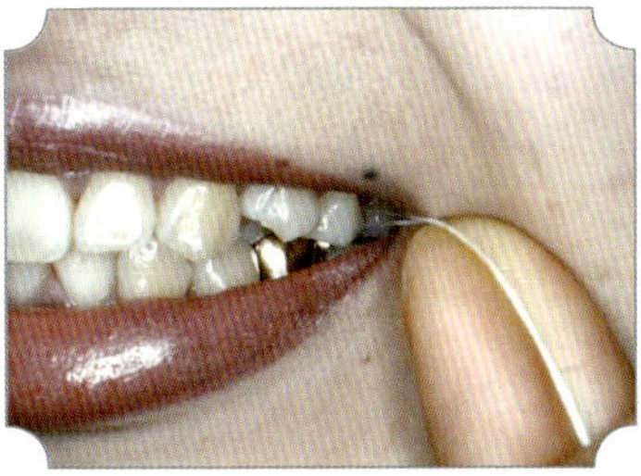

위 어금니 사이에 치실을 끼우고 실 두 가닥이 바깥으로 나오게 한 후 다물지 않은 상태에서 당겨 봅시다. 실이 잘 빠지지 않다가 힘을 더 주면 빠지게 됩니다. 다시 한 번 치실을 끼우고 이번에는 양쪽 어금니가 꽉 물린 채로 실을 당겨 봅시다. 이때 실이 아랫니에 물리지 않아야 합니다. 그리고 실을 당기면 먼저 느꼈던 힘보다 더 세게 당겨야 실이 빠지는 것을 느낄 것입니다. 왜 그럴까요? 위 사진에서는 침을 삼킬 때 턱의 위치에서 세게 문 상태로 치실을 잡아 당기는데, 손가락의 살이 눌려도 실이 빠지지 않는 것을 보여주고 있습니다. 위아래의 어금니가 서로 힘있게 물리면 위아래 어금니들은 아래로 약간, 앞으로 약간, 그리고 혀가 있는 쪽으로 약간 움직입니다. 결국 어금니는 앞에 위치한 어금니를 힘있게 밀어붙여 치아와 치아가 밀착되며, 따라서 질긴 음식을 씹을수록 어금니와 어금니 사이에는 음식이 비집고 들어갈 수가 없게 됩니다. 이런 기능운동은 치아가 치주인대라는 연조직 위에 떠 있기 때문에 가능하게 됩니다.

근육이 수축하면서 치아가 정상적인 기능운동을 하는 동안에는 치주인대도 운동을 하며 주위 뼈나 백악질의 건강을 유지하는 데 큰 몫을 담당합니다. 음식물 저작 시 하악뼈를 위로 강하게 올리는 근육이 있어야 하며, 이때 힘을 쓰는 근육을 폐구근(입을 다물게 하는 근육)이라고 하고 유전적으로 근육길이가 대부분 결정되어 있습니다. 운동을 많이 할 경우 근섬유 가닥의 두께가 두꺼워지고, 길이는 변함이 없습니다.

★ 각 근육은 고유의 최대 힘을 발휘할 수 있는 수축길이가 있고, 힘을 더 주려고 애를 써도 더 수축되지 않습니다.

수축한 근육이 길이가 10㎝인 폐구근을 예를 들어 볼까요?

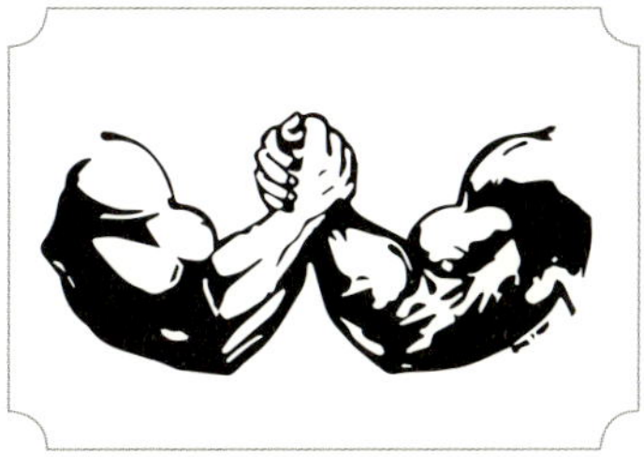

10㎝ 길이의 이 근육은 15㎝로 늘어날 수는 있지만, 힘을 더 준다고 해서 10㎝보다 짧아지지는 않습니다. 만약 짧아진다면 그 근육이 붙어 있는 뼈가 휘어지든지 부러지겠지만 그럴 일은 없으므로 부러지는 일은 없습니다. 이해가 잘 되지 않으면 팔씨름을 해보십시오. 이기려면 팔을 최대한 구부려서 팔 근육의 길이를 짧게 하려고 애쓰는 자신을 발견할 것입니다. 이때 더 구부릴 수 있을까요? 근육이 아프거나 쥐가 날 것입니다. 또, 알사탕을 깨물어 보십시오. 알사탕이 크면 클수록 부수기가 더욱 힘들 것입니다. 왜냐하면 최대 수축길이에서 사탕이 큰 만큼 근육도 더 많이 늘어나기 때문입니다.

팔씨름할 사람도 없고 사탕도 없으면 아래턱을 앞으로 내밀어 위아래 앞니끼리 물어 보십시오. 이가 빠지지 않을 정도로 힘을 주어 물고 있으면 볼에 있는 교근이 부르르 떨리며 제대로 힘을 발휘하지 못하는 것을 알 수 있는데, 이는 폐구근이 늘어난 상태에서 힘을 쓰기 때문입니다.

→ 노란색 화살표는 턱을 내밀어 앞니끼리 물고 있는 것을 보이며, 파란색 화살표는 교근을 가리킵니다. 빨간색 표시 부위는 위아래 앞니끼리 물 때 정상적으로 기능하는 측두근을 가리킵니다.

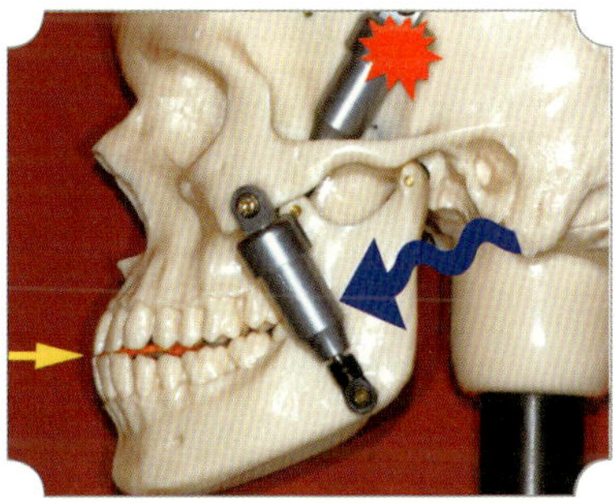

05. 그렇다면 흔들리지 않는 어금니는 왜 그럴까요?

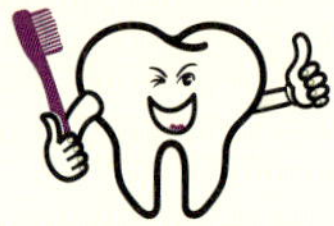

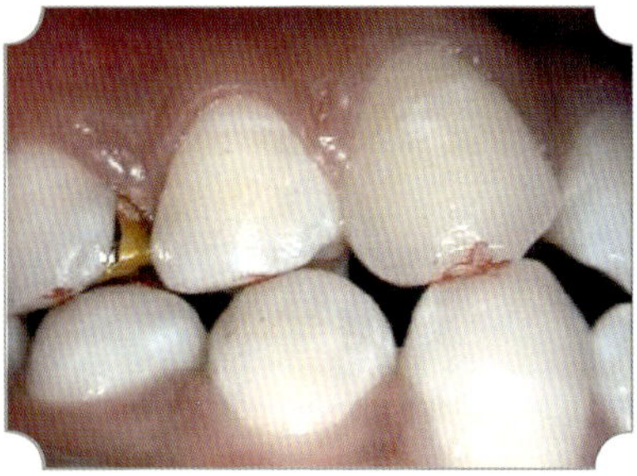

→ 아래턱이 오른쪽으로 움직이는 중에 위, 아래 어금니들이 서로 닿고 있습니다.

위 송곳니는 아래 송곳니를 덮고 있으며, 따라서 턱이 옆으로 움직이면 아래 송곳니는 위 송곳니와 닿게 됩니다. 또한 송곳니들은 어금니들보다 뾰족하여, 송곳니들끼리 닿을 때 어금니들은 서로 닿지 못하고 또 그래야만 합니다. 송곳니는 치아들 중 뿌리가 가장 길며, 어금니가 감당할 수 있는 교합력(쌀 한 가마니 무게)의 1/4 정도를 감당하는 치아입니다. 위아래 송곳니는 아주 얇은 종이 두께만큼 서로 떨어져 있으며, 턱이 옆으로 움직이자마자 서로 닿으면서 양쪽 위아래 어금니들을 모두 닿지 못하게 하며, 따라서 턱이 옆으로 움직이는 중에 위아래 어금니들의 충돌을 방지하는 한편, 교근의 긴장이 견치에 작용되지 못하게 하여 스스로를 보호합니다. 하지만 송곳니가 덧니라서 제기능을 못할 경우, 턱이 옆으로 움직이는 중에 위아래 어금니들이 서로 접촉하면 교근이 긴장하고 이때 발생하는 힘은 고스란히 어금니들에 작용합니다.

턱이 옆으로 움직일 때 흔들리지 않는 어금니들은 송곳니들의 보호를 받는 중이거나 현재 싸우는 다른 어금니들 때문에 다음 차례를 기다리는 치아들일 수도 있고, 혹은 치과에서 치료받는 중에 알게 모르게 더 이상 싸우지 못하게 되었기 때문일 수도 있습니다.

→ 왼쪽 위 어금니는 출혈이 있으며, 턱이 옆으로 움직이는 중에 아래 어금니와 닿고 있습니다

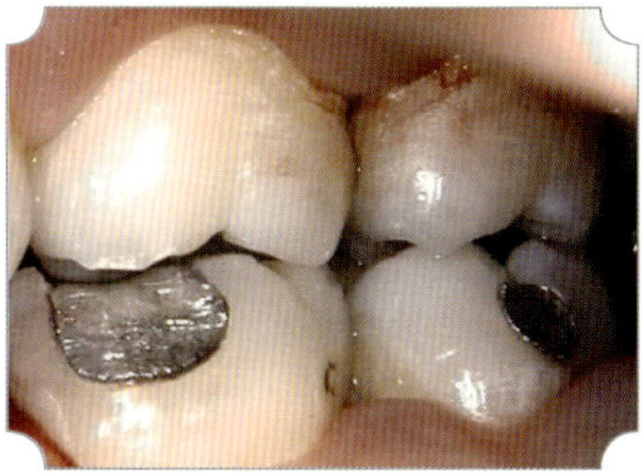

사진에서 왼쪽 위아래 어금니들은 서로 닿지 못하는데 이전에는 닿았으며, 아말감이 낮게 충전되어 더 이상 대합치와 싸우지 않는 형국입니다. 닿았을 당시 치아들은 서로 싸웠을 것이며 따라서 왼쪽 위 어금니도 잇몸이 주저앉아 있는데, 지금은 더 이상 아래 어금니와 싸우지 않으며 흔들리지 않고, 현재 싸우고 있는 맨 뒤의 위 어금니가 잇몸이 붓고 흔들립니다. 잇몸은 왜 부을까요?

06. 잇몸이 부어서 어금니가 흔들릴까요? 아니면 어금니가 흔들려서 잇몸이 부을까요?

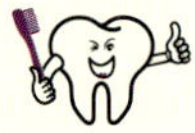

물론 어느 특정 질환으로 인해 잇몸이 전체적으로 붓는 경우도 있겠지만, 어느 특정 부위에만 붓는다면 이는 교합과 관련되는 경우가 대부분이며, 아울러 잇몸질환은 대개 교합질환과 관련 됩니다.

잇몸을 알아봅시다.

어느 제약회사는 잇몸의 중요성을 강조하며 붓고 시리고 피날 때 좋다는 약을 광고하는데, 잇몸이 뭔지 먼저 알아봅시다.

잇몸은 한자어로는 치은(齒銀), 영어로는 Gingiva라고 불리며, 치조골을 덮는 결합조직으로서 각화된 상피층이 있어서 외력 그리고 세균에 잘 대항하는 구조를 갖고 있습니다. 치은은 치조골을 덮어서 보호하는 동시에, 침을 삼킬 때 발생하는 음압(빨아들이는 힘)을 치조골에 전달하여 치조골 바깥쪽 벽을 늘 건강한 상태로 유지시키도록 합니다.

이렇게 건강해야 할 잇몸이 왜 부을까요? 모든 부위의 잇몸이 붓는다면 전신질환을 의심해야겠지만, 한두 치아 주위만 붓는 경우, 그리고 볼 쪽만 붓거나 혀 쪽만 붓거나 위쪽 어금니 부위만 붓거나 하는 등등 여러 양태로 붓는 것을 봅니다.

→ 아래 큰 어금니의 뿌리와 노출된 뿌리에 치석이 달라붙어 있는 것이 보입니다.

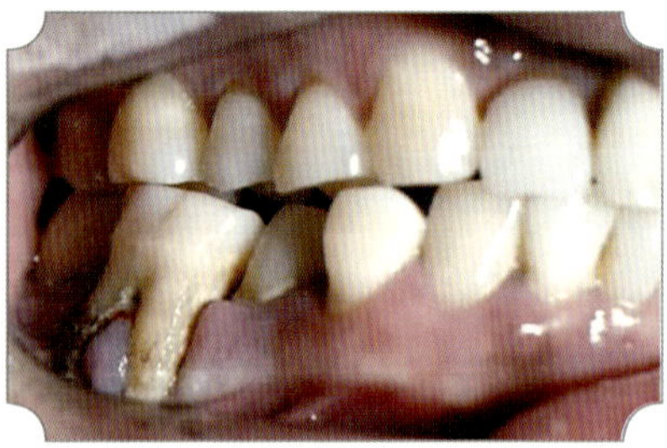

잇몸에 문제가 생겨서 치조골이 없어지고 치아뿌리가 노출되었을까요? 아니면 이를 닦지 않아서 치석이 생기고 뼈가 녹고 잇몸이 주저앉았을까요? 아니면 세균이 뼈를 녹이고 잇몸이 붓고 결국 치아뿌리가 노출되며 흔들렸을까요? 잇몸에 문제가 생겼다면 왜 다른 곳의 잇몸은 멀쩡할까요? 문제가 있는 치아도 볼 쪽이 아닌 혀 쪽의 잇몸은 건강합니다. 이를 닦지 않아서 그랬다면 보다 뒤쪽 어금니의 잇몸은 왜 건강할까요? 세균으로 인해서 그렇다면 다른 부위에는 세균이 살지 않을까요?

치아가 흔들리는 이유는 잇몸이 부어서가 아니라 교합이 좋지 않았기 때문입니다. 즉 **'2. 어금니는 왜 흔들릴까요?'** 에서 언급했듯이 위아래 어금니가 서로 싸우기 때문입니다.

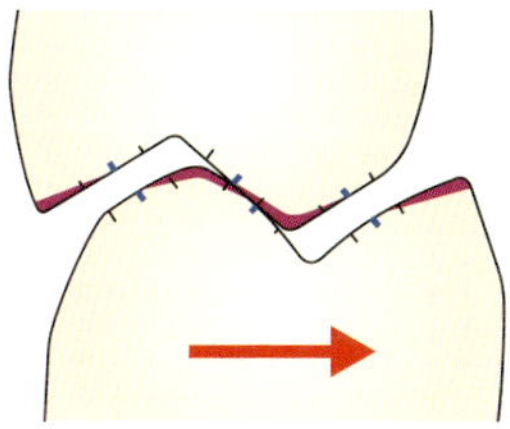

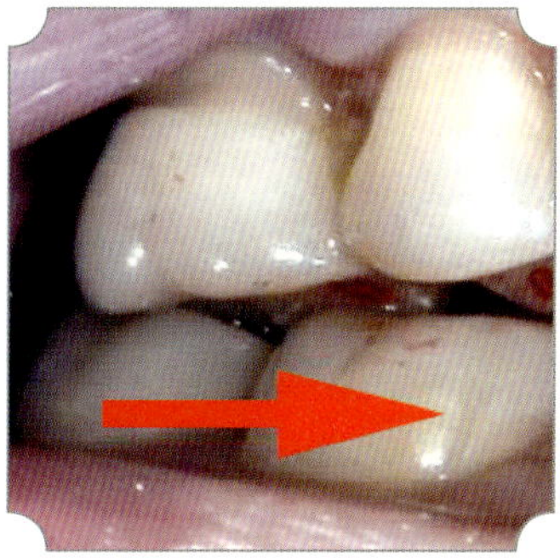

→ 턱이 왼쪽으로 움직이는 중에 오른쪽 위아래 어금니들의 접촉이 보입니다. 빨간색 화살표는 턱의 움직이는 방향을 뜻합니다.

위 사진처럼 잇몸이 망가지려면 이 치아는 어떻게 싸웠을까요? 이 치아는 턱이 반대편으로 움직일 때 위 어금니와 싸웠습니다. 오른쪽 위아래 어금니가 그림처럼 접촉하면 오른쪽 저작근인 교근이 긴장하며, 아래 어금니는 위 어금니로 인해 볼 쪽 위 어금니는 아래 어금니로 인해 혀 쪽으로 움직이게 됩니다. 아래 어금니가 볼 쪽으로 움직이려 할 때 치아뿌리는 볼 쪽 치조골 쪽으로 접근하는데, 볼 쪽에 위치한 치주인대는 치아뿌리라는 단단한 조직에 짓눌려 파열됩니다.

치조골은 어떻게 망가질까요?

치조골은 치주인대에 의해 만들어집니다. 치아가 정상적으로 기능 시 치주인대는 늘어나며 치조골의 만들어지는 성향을 유지시킵니다. 치주인대가 파열되어 제기능을 하지 못하면 더 이상 치조골이 만들어지지 못하며 대신 파골세포의 등장으로 오히려 흡수됩니다.

★
치은 즉 잇몸은 치조골을 덮는 연조직이며 치아를 덮는 조직이 아닙니다.
치조골이 약해지면 약해진 치조골을 덮는 치은도 약해지며, 치조골 흡수와 함께 치은도 주저앉게 됩니다.

➜ 큰 어금니의 입천장 쪽 잇몸이 많이 부은 것이 보입니다.

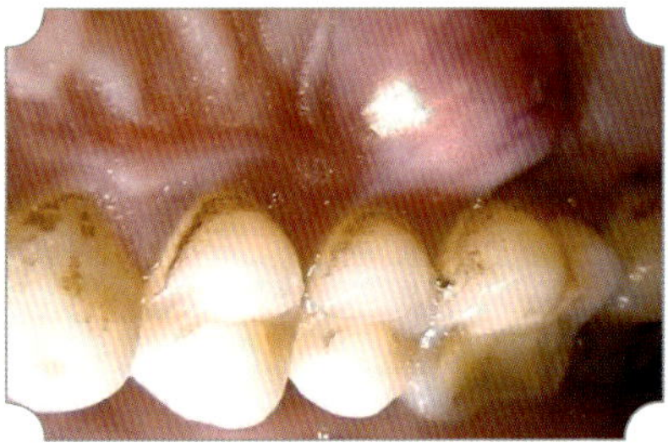

이 치아는 대합치와 싸울 때 혀 쪽으로 움직이려 했을 것이며, 혀 쪽에 위치한 치주인대가 치아뿌리에 파열되어 제기능을 하지 못했고, 결국 치조골 퇴축과 더불어 잇몸질환으로 발전되었습니다.

약으로 치료? 아닙니다. 원인치료!!!

07. 치조골은 무엇이 만들까요?

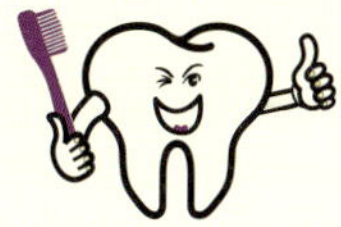

난자와 정자가 만난 후 6주 후에 잇몸 부위의 상피 일부가 함입되면서 치판을 형성하고, 이 치판에서 치아가 만들어집니다. 치판을 중심으로 치유두가 형성되고 이런 치유두를 치낭이라는 상피조직이 싸게 되는데, 치낭은 외막과 내막으로 구성되어 있으며 내막은 장차 치주인대로 분화됩니다.

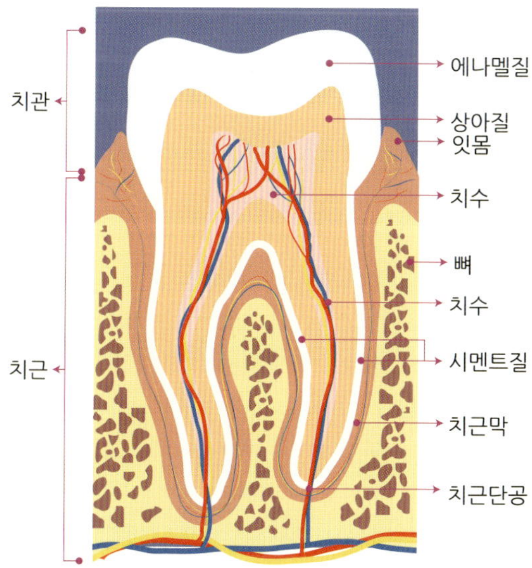

치아는 사기질, 상아질 그리고 치수로 구성되어 있으며, 치주는 치은, 치조골, 백악질, 그리고 치주인대(치근막)로 구성되어 있습니다.

치주인대(치아주위막)는 폭이 좁으며 가장 얇은 부위는 0.15mm, 넓은 부위는 0.38mm 정도의 두께를 갖게 됩니다.

또한 치주인대는 한쪽은 백악질(치아뿌리를 덮는 얇은 막)에, 그리고 다른 한쪽은 치조골에 그 뿌리를 박고 있습니다. 어금니가 일을 할 때는 대합치와 닿으면서 치조골 쪽으로 움직이는 동시에, 치주인대가 늘어나면서 치조골과 백악질을 잡아당기게 되고, 잡아당기는 힘으로 인해 뿌리 쪽에 음압이 발생하면서 치조골을 만드는 치조골모세포 그리고 백악질을 만드는 백악모세포는 각기 치조골과 백악질이라는 기질을 생성하려는 성향을 띠게 됩니다. 치아를 손으로 잡고 흔들면 약간 흔들리는 것을 알 수 있는데, 이는 치아가 치주인대라는 연조직 위에 떠 있기 때문입니다. 또한 치아가 잘 망가지지 않는 이유는 이 연조직이 완충작용을 하기 때문이며, 치아에 가해진 힘은 이 치주인대를 통해 고루 분산됩니다. 치아를 뽑아 버리면 더 이상 치주인대가 기능을 못 하는 이유로 치조골에 변화가 나타납니다. 즉 치조정 부위에는 볼과 혀라는 근육이 압력을 가하여 치조골이 흡수되고, 치아가 뽑히면서 생긴 빈 공간에는 음압이 나타나면서 치조골이 빈 공간을 채우게 됩니다.

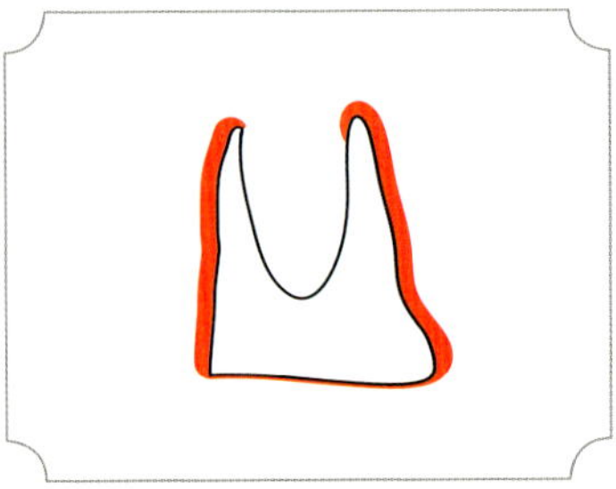

〈 발치된 직후 〉

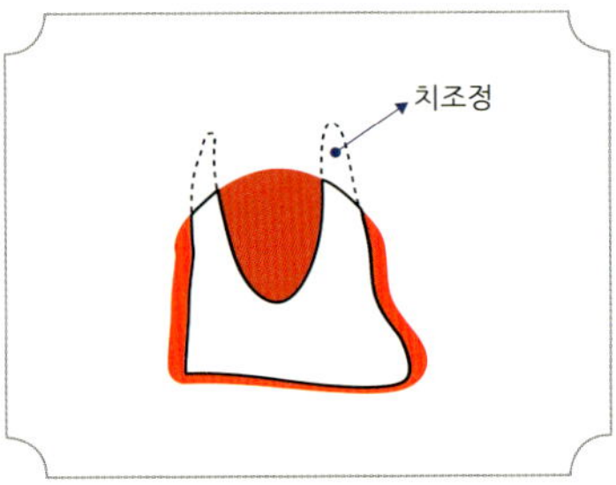

〈 발치 후 6주 경과 〉

어금니가 발치되고 시간이 경과되면 치조정 부위의 치조골이 소실되면서 뼈가 주저앉게 됩니다. 치아와 치아 사이에는 음압으로 인해 치간유두라는 볼록 나온 치은이 존재하는데, 앞니를 어떤 이유로 발치하고 방치하면 치간유두가 소실되어 나중에 인공치로 회복하더라도 잇몸형태가 자연스럽지 못하게 됩니다.

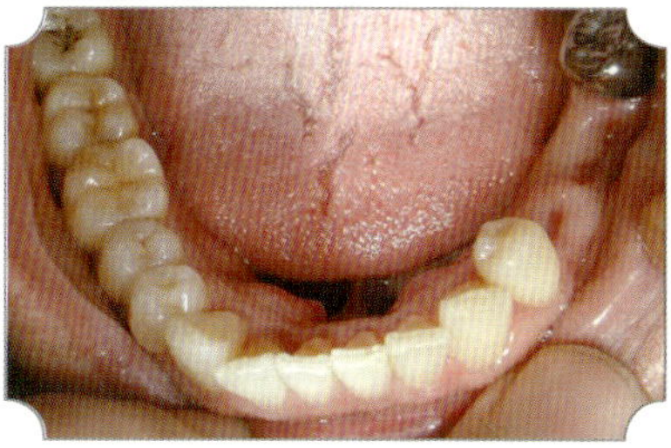

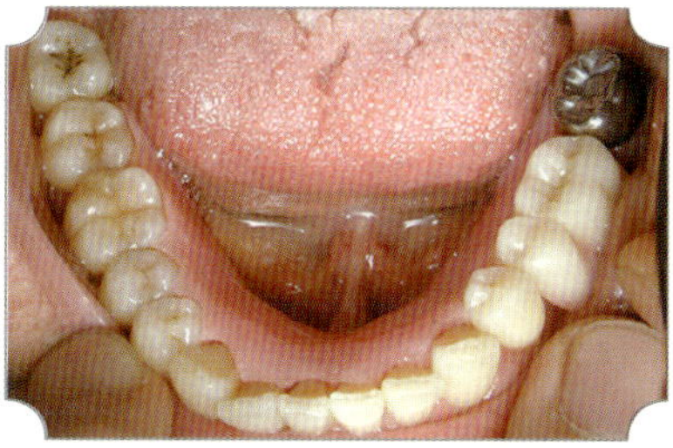

따라서 발치된 부위의 치간유두에 이전과 같은 음압이 작용하도록 발치된 치아와 같은 형태와 같은 크기를 갖는 임시장치가 보철치료가 완료되기 전까지 자리를 지키는 것이 바람직합니다.

08. 어금니는 어떤 일을 할까요?

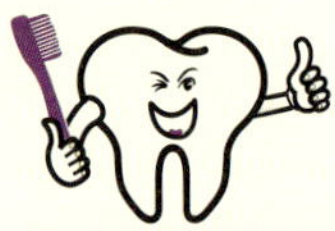

제 장인어른이 치과의사인 제게 말씀하시기를 '사람이 건강을 유지하기 위해서는 음식섭취를 잘해야 하는데, 우선 앞니와 송곳니, 그리고 어금니는 2:1:5의 비율로 있는 까닭에 과일 같은 베어 먹는 음식은 둘만큼, 고기같이 찢어먹는 음식은 하나만큼, 그리고 곡식처럼 으깨어 먹는 음식은 다섯만큼 먹으면 건강할 것' 이라고, 말씀하신 기억이 납니다. 꼭 맞는 말씀인지는 잘 모르겠지만 어금니의 역할은 음식물을 으깨는 역할을 해야 하는데 동의하며, 이 역할은 절구질과 동일하며 아울러 맷돌질이 아님을 강조합니다.

방앗간, 지금은 방아소라고 불리는 곳으로 명절 때 떡을 만들러 가거나 신작로에 내다 말린 빨간 고추를 빻으러 할머니따라 가본 적이 있습니다. 빨간 고추를 빻을 때는 아주머니가 고추가 든 보따리를 받아서 기계 위쪽 큰 통에 고추를 털어넣고 나무 막대기로 고추를 아래쪽으로 누르면 빨간 고추가 빻아져 가루가 되어 아래로 떨어졌습니다. 빻은 가루를 다시 위쪽 큰 통에 털어넣고 기계 옆에 동그란 손잡이를 몇번 돌린 다음에 다시 빻으면 더 고운 가루가 떨어졌습니다.

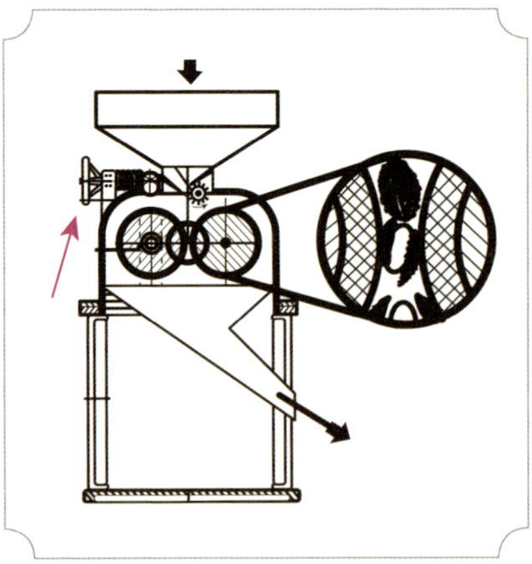

고추 빻는 기계를 그림으로 그려보았습니다. 위쪽 화살표에 고추를 넣으면 아래쪽 화살표 쪽으로 고춧가루가 떨어지는데, 그 중간에는 로울러 두 개가 있으며, 로울러와 로울러 사이에는 틈이 있습니다. 왼편 빨강 화살표에 둥근 손잡이를 돌리면 로울러 두 개가 서로 접근하면서 틈이 좁아지며, 따라서 고추는 더 곱게 빻아집니다. 고추를 더 곱게 빻기 위해서는 손잡이를 더 돌려서 틈을 아주 좁게 만들어야 합니다. 그런데 더 곱게 빻을 욕심으로 손잡이를 끝까지 돌려서 틈을 없애 버리면 고추가 빻아질까요? 틈이 없으면 고추가 통과하지 못하며 고추는 빻아질 수 없습니다.

어금니들도 이와 같습니다. 음식물을 저작할 때 턱은 벌어지는 동시에 음식물이 있는 쪽으로 움직이며, 다물면서 원래 위치(침을 삼킬 때의 위치)로 돌아가는 과정에서 음식물을 분쇄합니다. 이 과정에서 아래 어금니는 위 어금니와 닿아서는 안 되며, 가급적 틈이 작은 상태가 오래 지속될수록 저작효율이 커집니다.

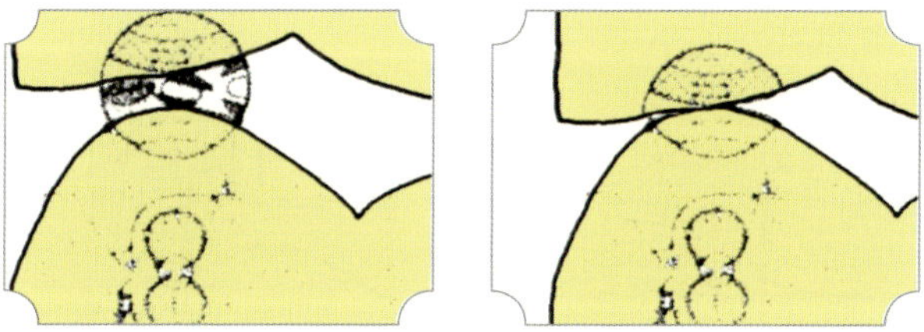

↑ 송곳니는 턱이 옆으로 움직일 때 어금니들이 닿지 않게 합니다.

그러나 턱이 원래 위치로 돌아가기 전에 아래 어금니가 위 어금니와 접촉하면 접촉한 부위에는 음식물이 게재되지 못하여 저작효율이 떨어지는 동시에, 위아래 어금니들이 접촉하여 저작근의 순간적인 비생리적인 수축이 발생하는데, 이 힘은 치아나 치주를 망가뜨리는 데 사용됩니다. 바로 위와 같은 어금니끼리의 접촉은 맷돌을 연상하게 합니다. 맷돌은 곡물을 갈아서 가루로 만드는 용구이며 윗돌과 아랫돌로 구성되어 있고, 윗돌에는 빻을 음식물이 들어갈 구멍이 뚫려 있고, 또 윗돌을 돌릴 수 있는 어처구니가 달려 있습니다. 음식물을 구멍에 넣으면 음식물은 중력으로 돌과 돌 사이로 흘러 들어가며, 어처구니를 잡고 윗돌을 돌리면 윗돌의 무게로 음식물이 갈리게 됩니다. 오래 쓸 수만 있다면 사람 입 속 어금니들도 맷돌질을 하는 것이 무슨 상관일까라고 생각할 수도 있습니다. 맷돌에서 윗돌 무게는 얼마나 나갈까요?

맷돌을 인터넷에서 알아보니까 작은 것은 약 18kg, 무거운 것은 25kg 정도 하는데, 둘로 나누면 약 10kg 안팎입니다. 음식물을 저작할 때 어금니는 5~20kg의 힘으로 저작하는데, 아이러니컬하게도 침을 삼킬 때는 음식물을 저작할 때보다도 센 힘인 30kg의 힘으로 물게 됩니다. 게다가 아래턱이 옆으로 움직인 상태에서 아직 원래 위치로 돌아가기 전에 위아래 어금니끼리 닿을 때는 그보다 3배의 힘이 가해지며 이는 아랫돌 위에 윗돌을 9개 얹은 효과가 나오게 됩니다. 위 사진에서 보이는 맷돌은 돌리기 편하도록 윗돌과 아랫돌이 닿는 부위가 거의 편평합니다.

사람 입 속 위아래 어금니들이 편평한 상태로 닿을까요?

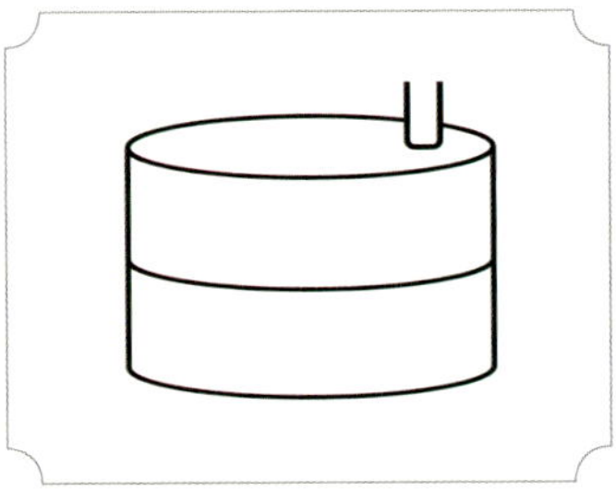

↑ 그림처럼 생긴 맷돌은 돌리기가 어렵지 않을 것입니다.

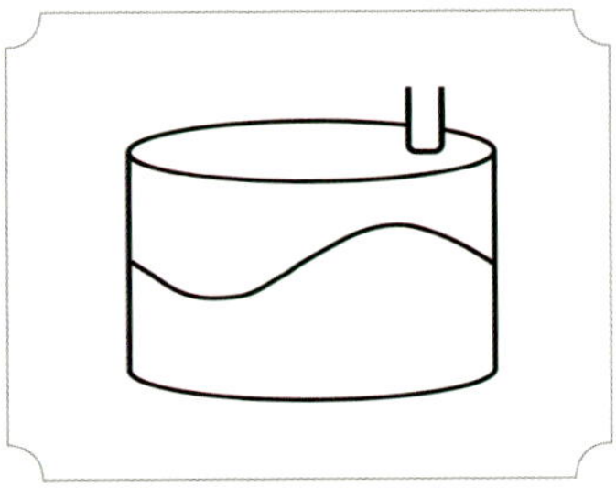

↑ 그림처럼 생긴 맷돌은 없지만 만일 이렇다면 윗돌을 돌릴 때 힘들 것 같다는 생각이 듭니다.

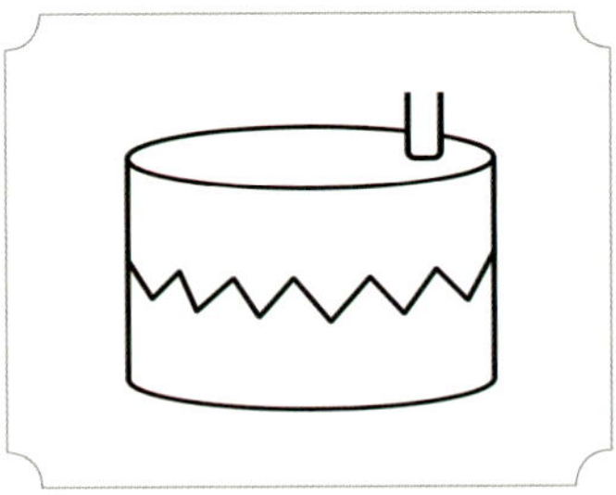

↑ 그림처럼 맷돌을 만들었다가는 얼마 못 가 뾰족한 돌들이 다 깨질 것 같은 생각이 듭니다.

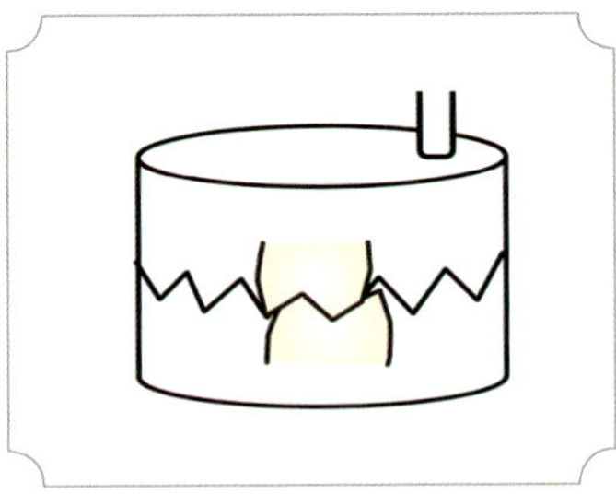

↑ 맷돌에 치아 모양의 그림을 그려 넣었습니다. 그림이 그려진 돌들은 온전할까요?

더군다나 아랫돌 위에 윗돌 9개를 얹은 상태로 맷돌을 돌린다면 아마도 아랫돌과 닿은 윗돌은 금세 망가질 것입니다. 따라서 위아래 어금니들은 침을 삼킬 때만 서로 접촉하는 것이 바람직하며, 턱이 옆으로 움직이는 동안에는 닿지 않아야 합니다. 만일 닿을 경우에는 치아의 교합면이 소이빨처럼 잘 닳아서 납작해지며, 또한 옆치아와 닿는 부위도 닳아 치아의 자세가 점차 변하고 따라서 교합이 변하며, 찬물에 치아가 시리다든지 옆 치아와의 사이에 음식물이 잘 끼거나 잇몸이 잘 붓고 피가 나거나 치아의 잇몸 부위가 파이거나 잘 깨지는 등 원치 않는 증상들이 생기게 됩니다.

어금니는 맷돌질이 아닌 절구질을 해야 합니다.

절구질의 매력은 절구공이를 내려칠 동안 공이는 절구와 한 번도 닿지 않는 데 있습니다. 옛날 아이들이 절구를 갖고 장난치며 빈 절구통에 절구공이를 내리치면 소리가 요란했는데, 동네 어른들이 절구 부서진다고 야단치시던 시절이 있었습니다. 절구는 절구통이 나무로 된 것도 있고, 돌로 된 것도 있는데, 절구공이는 무거우면 안 되므로 모두 나무였습니다. 나무로 된 절구통에 절구공이를 내리치면 절구통 안에 있는 음식물이 절구공이가 절구통에 닿는 것을 막아내며 분쇄됩니다. 음식물이 죄다 분쇄되어 더 이상 절구질을 할 필요가 없으면 절구공이를 가만히 절구통 속에 놓고 절구질은 당분간 없게 됩니다.

이 글을 읽고 계시는 독자께서는 입 속에 아무것도 없는데 위아래 어금니끼리 꽉 물고 계시지는 않으십니까? 입 속에 아무것도 없을 때는 절구가 쉬듯이 어금니들도 쉬어야 합니다.

만일 나무로 된 절구공이가 돌과 직접 부딪혔다면 절구공이는 오래가지 못했겠지만, 수 년 혹은 수십 년 간 절구공이가 절구질을 하는 동안 한번도 돌로 된 절구통과 닿지 않았기 때문에 지금까지 오래도록 제모양을 유지할 수 있었습니다. 이 말을 바꾸어서 말하면, 절구질을 하는 동안 음식물이 절구통 속에서 절구공이가 돌과 닿는 것을 막았으며, 따라서 절구공이가 망가지는 대신 음식물이 망가졌다는 말로 표현됩니다. 위아래 어금니들이 절구질을 할 때는 돌로 된 절구공이 그리고 돌로 된 절구통으로 절구질을 하며, 만일 빈 절구질을 하면 위아래 어금니 모두 망가지게 됩니다.

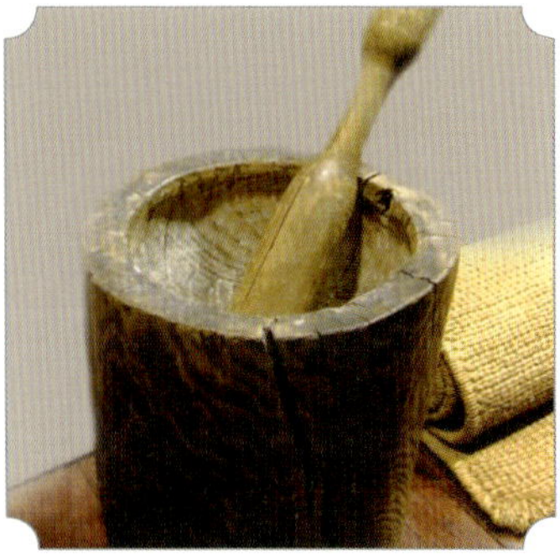

절구질은 어떻게 할까요? 절구공이를 누른 다음 옆으로 움직이며 음식물을 빻을까요? 아니면 우선 절구통 안쪽 벽에 절구공이를 갖다 댄 다음 음식물 쪽으로 내려 누를까요? 혹시 떡메질을 해보셨나요? 인터넷을 검색하다 보면 체험마을에 이런 행사가 소개되곤 합니다.

명절날, 한복을 입은 남자가 떡메라는 커다란 나무망치로 인절미를 만들 찹쌀반죽을 내리치는 장면을 TV로 본 적이 있을 것입니다. 옆에서는 아주머니가 손에 물을 묻혀 반죽이 손에 달라붙지 않게 한 후 떡메질이 잘되도록 반죽을 도톰하게 쌓아 올립니다. 불끈 들어 올려진 커다란 떡메는 정확히 찹쌀반죽으로 돌진하며 반죽을 내리치고 절대로 떡판과는 닿지 않습니다. 떡판을 직접 내리치면 어떻게 될까요? 떡판이 부서지거나 떡메자루가 끊어질지도 모릅니다.

절구질도 이와 같습니다. 들어올린 절구공이는 절구통 안의 음식물을 향해 거의 수직방향으로 돌진하며, 절구질하는 내내 절구공이가 절구통 바닥은 물론 절구통 주위 벽에 닿는 일은 한 번도 없습니다. 만일 절구공이가 내려올 때 절구통 벽에 닿는다면 어떻게 될까요? 절구공이가 닳거나 절구통이 흔들리겠죠. 절구공이가 돌로 되었다면 어떻게 될까요? 닳거나 흔들리는 정도가 아니라 절구공이나 절구통이 깨질 것입니다. 살아 있는 돌인 어금니들도 이와 같은 일을 합니다. 절구질하는 내내 위아래 어금니들은 닿지 않으며, 음식물을 씹은 후 삼키고 나서야 비로소 닿는 것을 알 수 있습니다.

09. 송곳니는 어떤 일을 할까요?

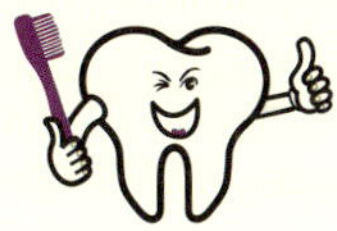

송곳니는 견치(犬齒)라고도 하며 영어로는 canine. 혹은 cuspid라고도 불립니다. 입술이 끝나는 구각 부위에 위치하며, 위입술을 살짝 들어올리면 보입니다. 또 활짝 웃으면 입꼬리가 귀 쪽 그리고 위쪽으로 올라가면서 위송곳니들이 더 잘 보입니다.

송곳니는 앞니에 속하며 앞니 맨 끝 쪽에 있는 치아처럼 생각할 수도 있지만, 이와는 다르게 어금니들의 맨 앞쪽에 위치하는 치아이기도 합니다.

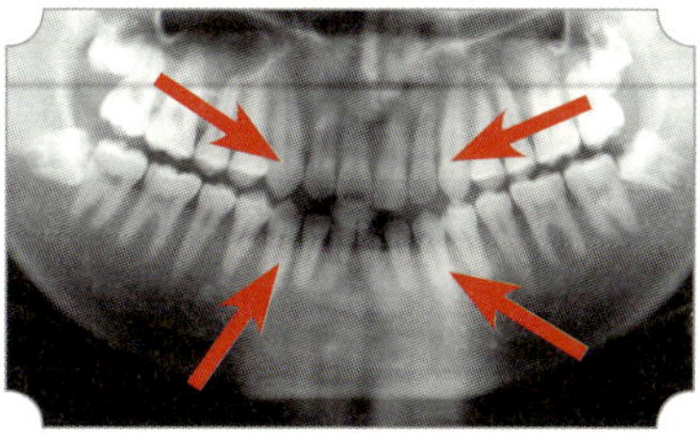

→ 방사선사진에서 위 송곳니와 아래 송곳니를 빨강 화살표로 표시했습니다.

송곳니는 치아들 중에서 뿌리가 가장 길며, 치아의 전장이 3cm가 되는 경우도 있습니다. 치아의 교두는 한 개며, 치아의 목 부위와 뿌리가 굵습니다. 치아를 둘러싸는 치조골도 어금니 쪽의 치조골에 비해 단단하며, 따라서 송곳니는 옆으로 흔드는 힘에 잘 견디도록 만들어져 있습니다. 위 송곳니는 아래 송곳니와 얇은 종이 두께만큼 떨어져 있으며, 따라서 침을 삼킬 때 위아래 어금니들은 서로 닿는데 위아래 송곳니들은 닿지 못합니다. 그러나 턱이 옆으로 움직이면서 위아래 송곳니는 즉시 접촉이 이루어지며, 뒤쪽에 있는 어금니들을 닿지 못하게 하고 또 그래야 합니다.

교근은 광대뼈에서 아래턱 우각부(아래턱 옆쪽 뾰족한 부위)로 붙어 있는 저작근이며, 사람 몸에 있는 근육 중에서 두 번째로 힘이 좋습니다. 이 근육은 위 어금니와 아래 어금니로 물었을 때 긴장할 수 있으며, 위 송곳니와 아래 송곳니, 위 절치와 아래 절치로 물었을 때는 긴장하지 못하고 측두근이 긴장합니다.

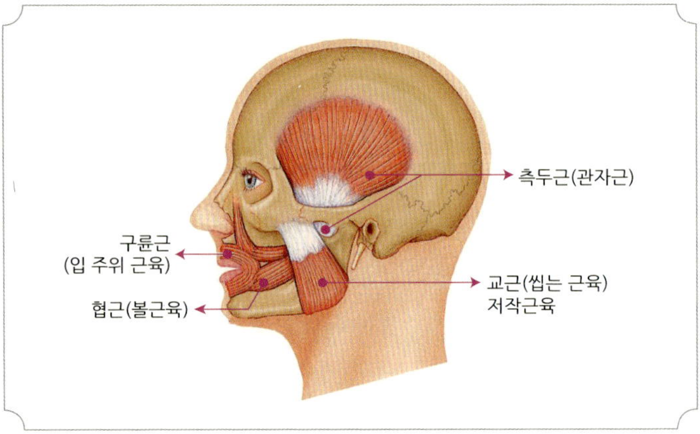

나무젓가락을 물어 봅시다. 손바닥을 펴서 양쪽 볼에 살포시 댄 후 나무젓가락을 어금니로 물면 교근이 긴장하는 것을 알게 되며, 보다 세게 물면 나무젓가락이 으스러지게 됩니다. 앞니끼리 물어 볼까요? 나무젓가락을 앞니로 물면 아무리 세게 물려고 해도 어금니로 물었을 때처럼 세게 물 수 없으므로 나무를 으스러뜨릴 수 없는데 이는 교근이 긴장하지 못하기 때문입니다. 나무젓가락을 송곳니로 물어도 역시 교근은 긴장하지 못하며 아래 송곳니와 만나면서 일하고 있는 위 송곳니에는 센 교합력이 가해지지 못하고 따라서 송곳니는 잘 닳지 않게 됩니다. 따라서 턱이 옆으로 움직일 때 위아래 송곳니들끼리만 접촉하면 교근이 긴장하지 못하여 송곳니는 망가지지 않고 위아래 어금니들도 서로 닿지 않아서 망가지지 않습니다.

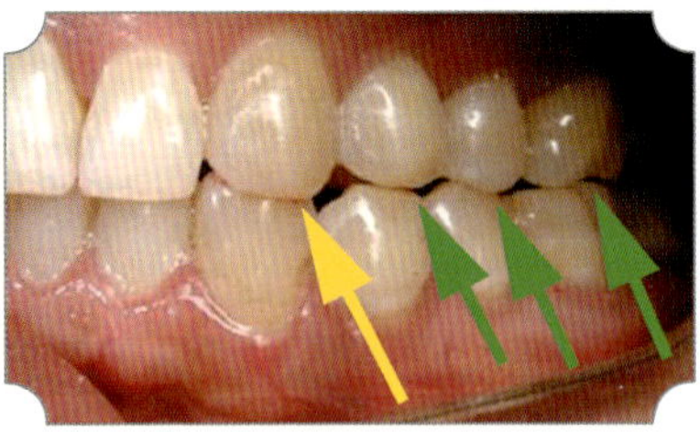

→ 턱이 왼쪽으로 움직일 때 위아래 송곳니들만 닿고(노란색 화살표) 어금니들은 닿지 않습니다. (초록색 화살표)

어금니들은 물론 닿지 않아서 교합력이 작용되지 않겠죠?

10. 턱이 옆으로 움직일 때 위아래 어금니들이 서로 접촉하면 어떤 문제가 생길까요?

- 어금니의 교합면이 잘 닳으면서 납작해집니다.
- 충치가 발생하며 그 진행이 빠릅니다.
- 이웃한 치아와 닿는 부위가 잘 닳으면서 납작해집니다.
- 치아의 잇몸 부위(치경 부위)에 마치 잇솔질을 잘못한 것처럼 파이는 부위가 생깁니다.
- 치아가 잘 깨집니다.
- 치아가 잘 흔들립니다.
- 턱관절장애가 잘 발생합니다.

교합면이 많이 닳아서 치아의 봉우리(교두)가 낮아진 치아들의 사진이 아래에 소개됩니다. 교두만 낮아진 것이 아니라 교합면에 마치 작은 귀이개로 파놓은 듯 움푹 팬 곳도 관찰되는데, 이는 교합력으로 인해 약해진 치질이 음식물이 유동과 함께 쓸려나간 자리입니다.

이웃한 치아와 넓은 면으로 닿는 것이 보이시죠?

→ 교합면이 많이 닳아서 치아의 봉우리가 낮아진 치아들의 사진입니다.

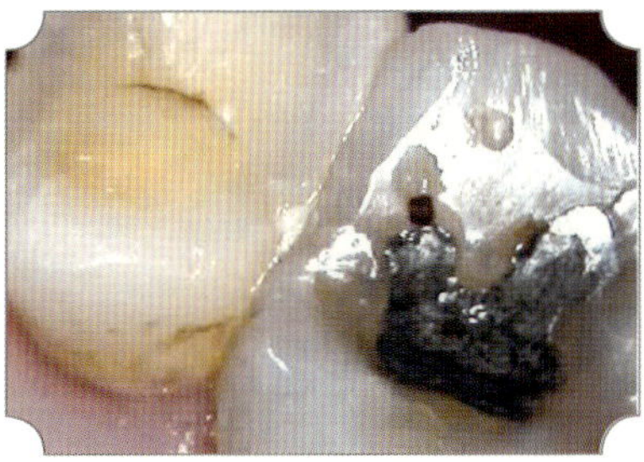

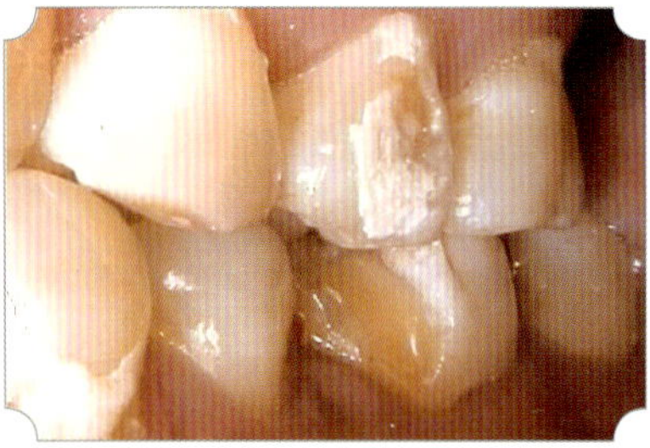

↑ 치아가 잘 깨집니다.

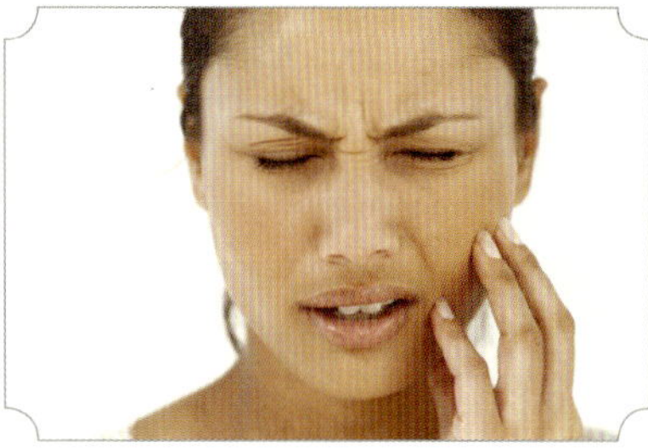

↑ 턱관절장애가 잘 생깁니다.

충치나 치아의 유동으로 인한 잇몸질환은 이전에 다루었으므로 여기에선 생략하겠습니다. 따라서 나머지 아래에 나열한 사항들을 하나씩 짚어가며 설명 드립니다. 왜 어금니의 교합면이 잘 닳으면서 납작해질까요? 왜 이웃한 치아와 닿는 부위가 잘 닳으면서 납작해질까요? 왜 치아의 잇몸 부위(치경 부위)에 마치 잇솔질을 잘못한 것처럼 파이는 부위가 생길까요? 왜 치아가 잘 깨질까요? 왜 턱관절장애가 잘 생길까요?

1 왜 어금니의 교합면이 잘 닳으면서 납작해질까요?

교정치료 중인 12세 어린이의 구강 내 사진입니다. 금속밴드는 만 6세 때 맹출한 치아에 장착되어 있고 그 뒤쪽으로 이제 맹출한 어금니가 보입니다. 약 7년의 차이로 늦게 맹출했는데 교두형태가 잘 형성된 것이 보입니다.

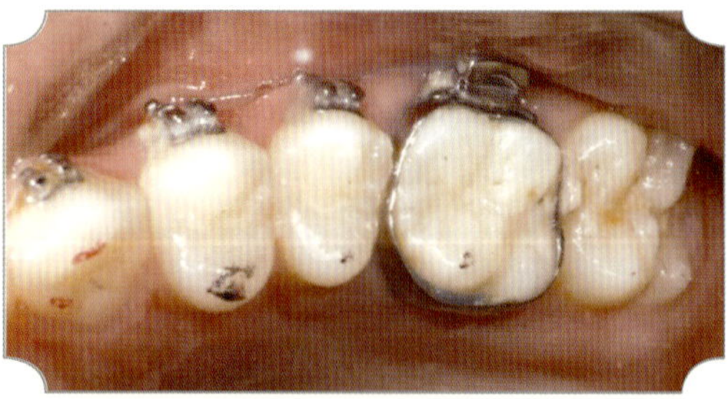

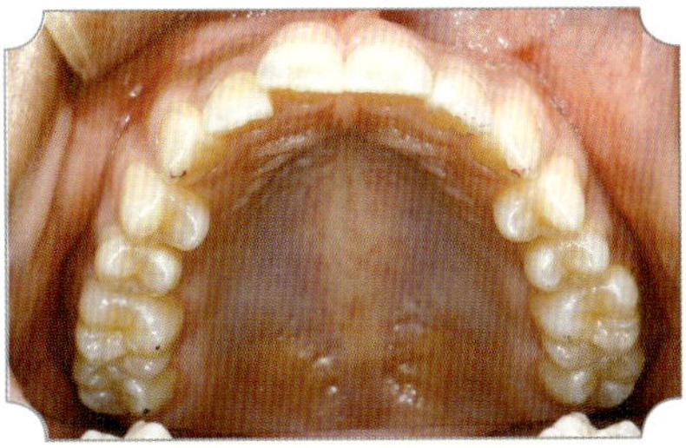

→ 다른 환자의 구강 내를 촬영한 것입니다. 큰 어금니들의 교두가 잘 발달된 것이 보입니다.

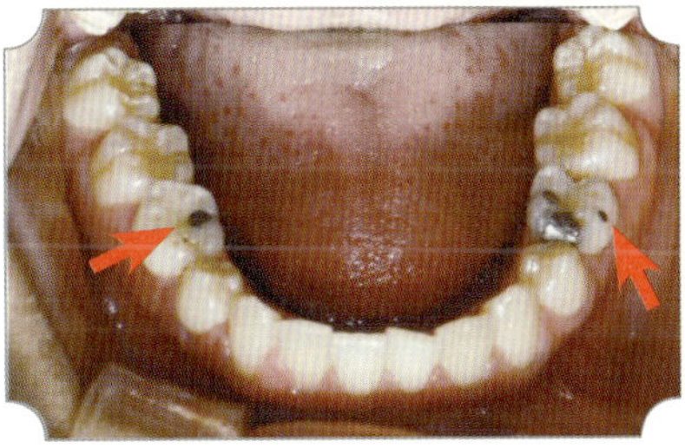

→ 생후 24개월째 맹출했던 유구치가 아직 남아 있는 것이 보입니다. 그 뒤로 생후 6세 때 맹출한 대구치와 13세 때 맹출한 대구치가 관찰되는데, 형태가 양호합니다.

아래 소개되는 사진에서는 6세 때 맹출한 하악 1 대구치의 교합면은 닳기도 했지만 왼쪽 어금니는 문제가 생겨서 근관치료(흔히 신경치료라고 함)를 시행했습니다. 위에 소개되는 사진에서는 대구치들이 멀쩡한데 왜 아래 사진에서는 6세 때 맹출한 어금니가 교합면이 닳거나 근관치료를 할 정도로 망가졌을까요? 그리고 이런 환경에서 지금 맹출 중인 맨 뒤의 어금니인 하악 2 대구치는 앞으로 아무런 문제 없이 제 역할을 수행할 수 있을까요? 누구는 이를 잘 닦지 않는데도 치아가 잘 망가지지 않는데 누구는 열심히 닦는데도 일평생 치과신세를 지는 경우를 종종 볼 수 있습니다. 왜 그럴까요? 치아가 약해서???

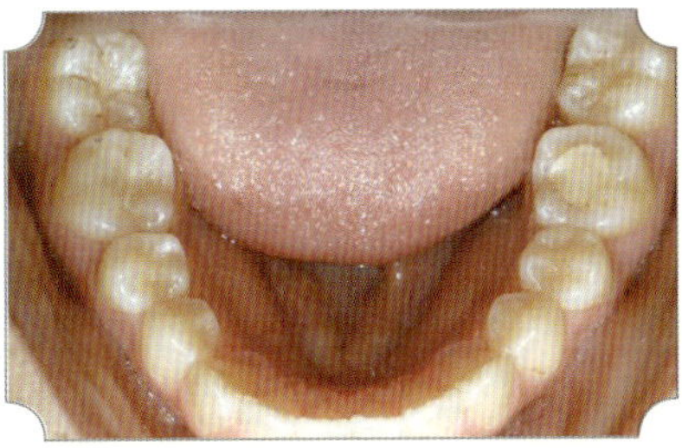

→ 뒤에서 두 번째 치아는 만 6세 때 맹출한 치아이며, 맨 뒤쪽 치아는 뒤에서 두 번째 치아가 맹출한 후 7년 후인 현재 맹출 중입니다.

앞에 소개된 사진보다 치아들이 훨씬 많이 닳은 사진을 소개합니다.

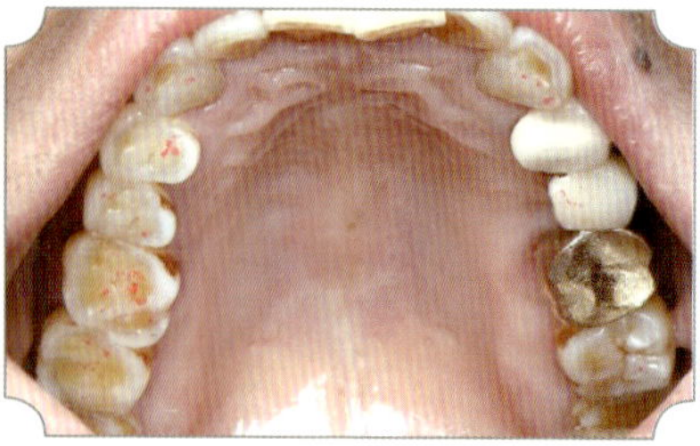

→ 대구치는 물론 소구치들과 심지어 송곳니 그리고 중절치 · 측절치의 끝 부위가 닳았습니다.

위 사진에서 보이는 상악 치아들과 싸우고 있는 하악 치아들을 소개합니다.

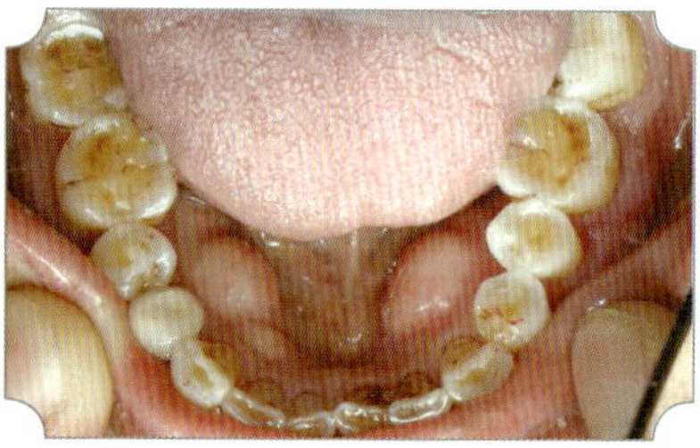

→ 대구치들은 물론 소구치 · 송곳니와 절치들이 심하게 닳았습니다.

왜 심하게 닳았을까요?

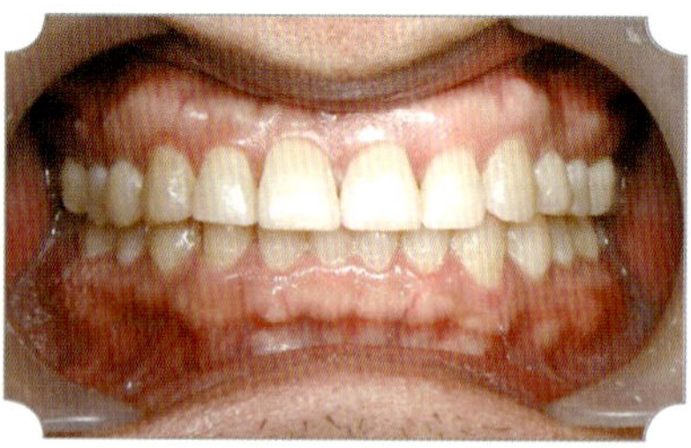

치아가 좋다고 늘 자랑하는 후배를 소개합니다. 이 분의 직업은 치과의사입니다. 치아들이 가지런히 잘 배열되어서 보기에 좋죠?

어느 날 치아가 너무 시리고 아프다면서 치료를 요구했습니다. 충치도 없고 잇몸질환도 보이지 않습니다. 언뜻 보기엔 아무런 문제가 없을 것 같은데 당사자는 통증을 호소하고 있습니다.

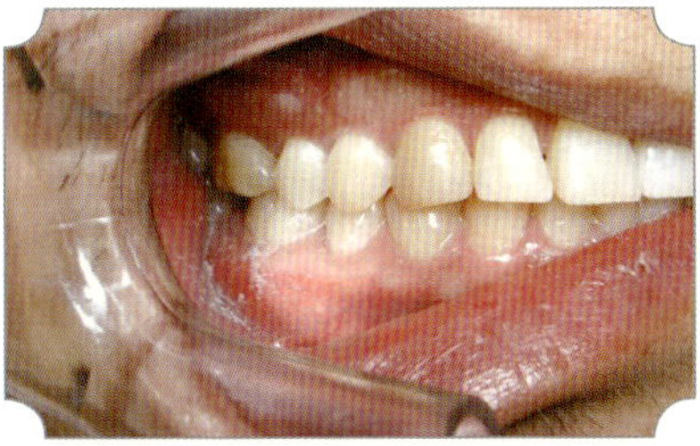

→ 오른쪽 치아들입니다. 침을 삼킬 때의 교합상태입니다.

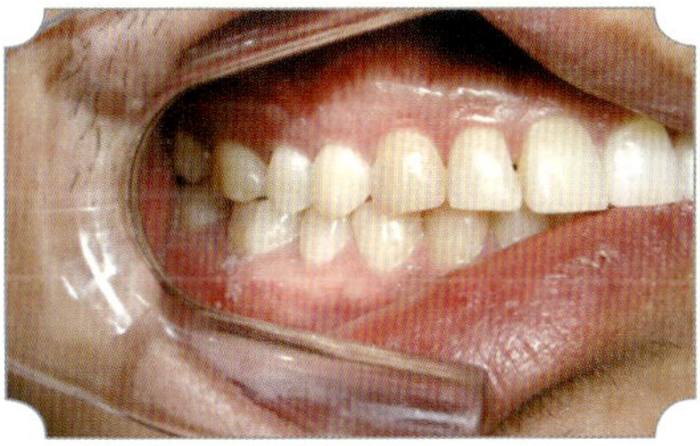

→ 위아래 어금니들이 물린 상태에서 턱을 오른쪽으로 약간 움직이도록 했습니다. 위 어금니들과 아래 어금니들이 턱이 옆으로 움직이는 중에 모두 닿습니다.

이런 상태에서는 교근이 긴장하여 닿고 있는 치아들에게 엄청난 교합력을 가하게 되며, 위아래 치아들이 닿는 부위에 일차적으로 힘이 가해지면서 치질을 닳게 만듭니다.

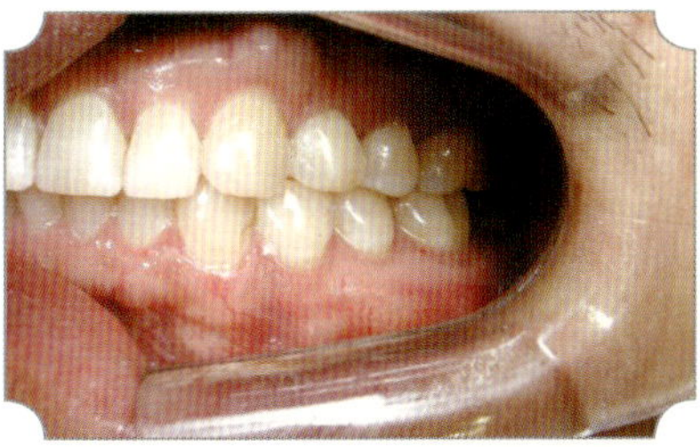

→ 침을 삼킬 때 왼쪽 치아들의 교합상태입니다.

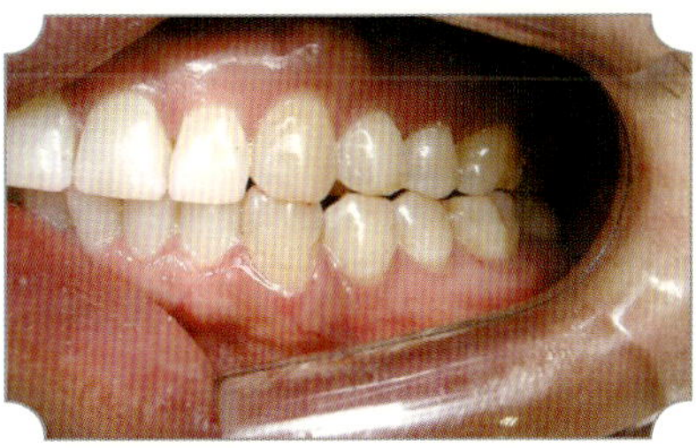

→ 턱이 왼쪽으로 움직일 때 다행히도 송곳니들만 접촉하고 있습니다. 송곳니들만 접촉하면 교근이 긴장할 수 없어서 송곳니들이 잘 닳지 않습니다. 왼쪽 송곳니는 오른쪽 송곳니에 비해 덜 닳은 것이 확인되시나요?

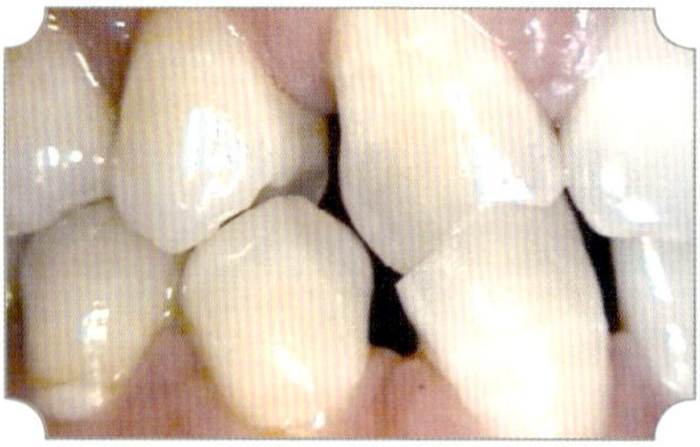

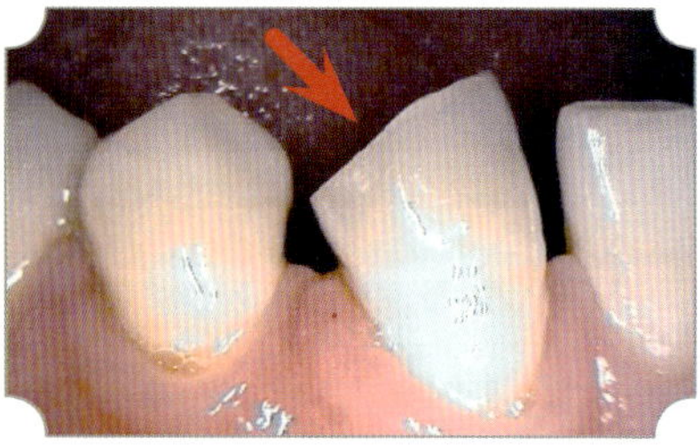

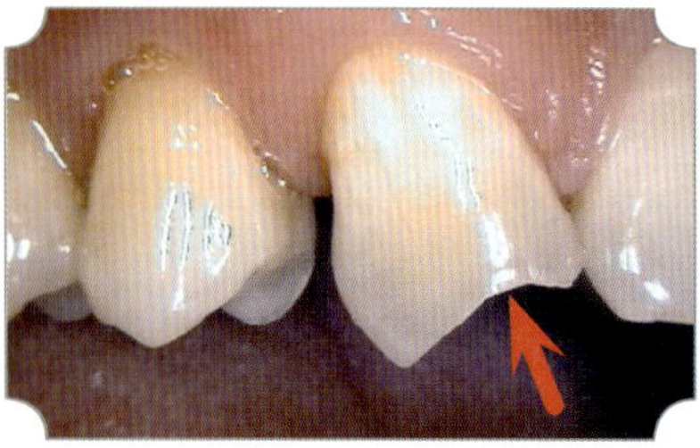

→ 다른 환자분의 사진인데 심하게 닳은 송곳니가 보입니다.

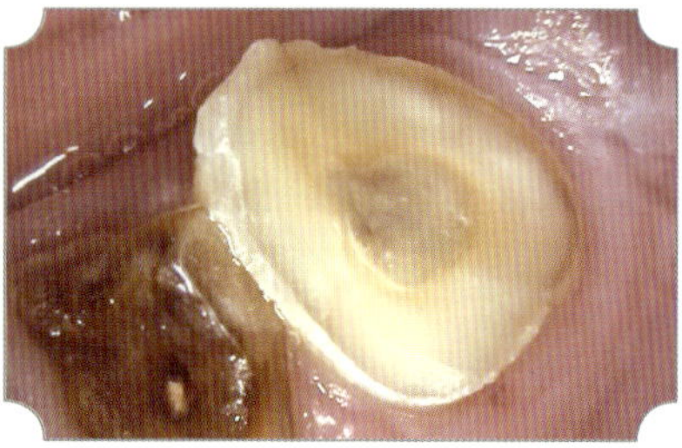

→ 교합면이 심하게 닳은 어금니 사진입니다.

가운데 치수가 있던 자리가 보입니다. 치수는 외부에서 자극이 가해지면 그 크기가 줄며, 그 빈 자리를 상아질이 채우게 됩니다. 치수가 그대로 있었다면 아마도 이 치아는 신경치료를 받아야 했겠지만 다행히도 치수는 생활력을 유지하고 있습니다. 그 옆 치아는 신경치료를 받았는데 치관 부위가 깨졌는지 뿌리만 남은 치아가 보입니다. 아마도 이 치아는 심하게 닳는 중에 치수에 문제가 생겼을 것이라고 생각됩니다. 치아는 교합면에 힘을 받는 중에 위 치아처럼 편평하게 닳는 경우도 있고, 힘이 전달되는 과정에서 어느 한 부위에 힘이 집중되면서 그 부위의 치질이 약해지고, 약해진 부위를 중심으로 패여 나가기도 합니다.

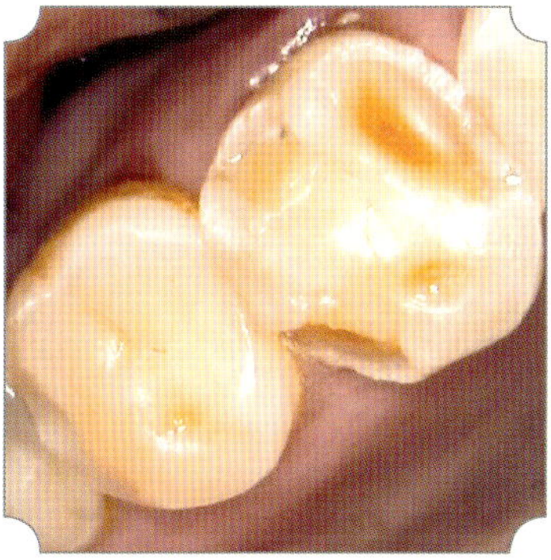

왼편 사진에서 뒤쪽에 보이는 2대구치도 조금 파이긴 했지만 그 옆에 6세 때 맹출한 상악1대구치가 심하게 파인 것이 보이며, 치아의 일부가 깨진 것도 관찰됩니다. 잇몸도 부어 있네요. 2대구치보다 일찍 맹출해서 일을 더 많이 한 이유로 더 패였을까요? 교합면이 닳은 치아는 이웃한 치아와 닿고 있는 인접면도 닳은 경우가 많습니다.

어금니는 사랑니까지 다섯 개씩 이어져 있으며 위아래 좌우 네 군데에서 총 20개의 어금니가 존재합니다.

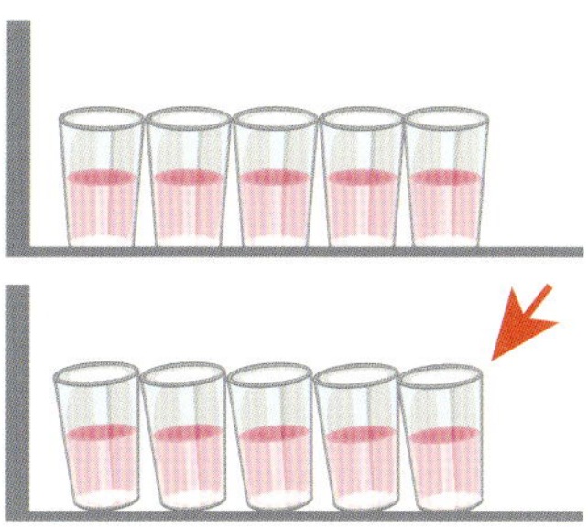

➜ 컵이 다섯 개가 붙어 있습니다.

➜ 왼쪽으로 기울이면 컵들의 오른쪽 옆이 위로 들리는데, 그 높이는 같습니다.

➜ 컵 다섯 개가 약간의 간격을 두고 배열되어 있습니다.

➜ 옆으로 기울이면 맨 오른쪽의 컵이 가장 많이 기울며 따라서 맨 오른쪽에 위치한 컵의 오른쪽 옆 부위가 가장 많이 들리게 됩니다.

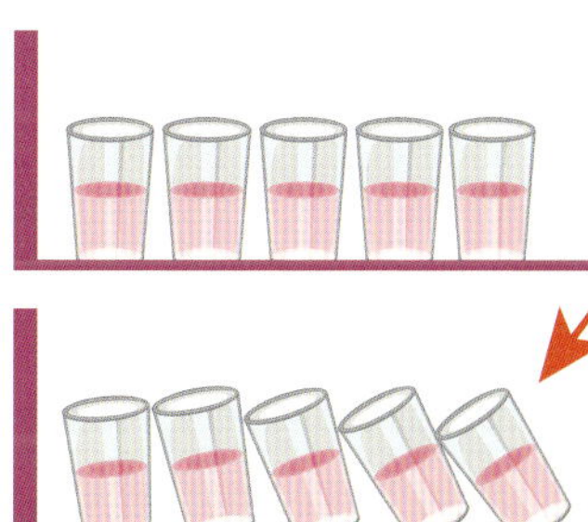

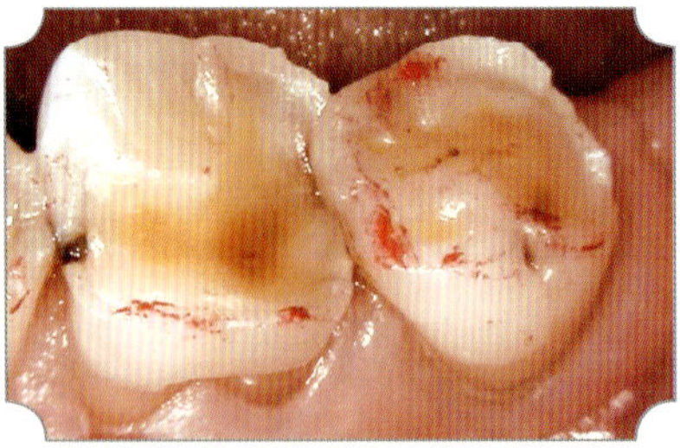

사진 왼편에 보이는 하악 1대구치도 교합면이 닳았지만 그보다 늦게 맹출한 하악 2대구치도 심하게 닳았습니다. 맹출을 빨리 하면 그만큼 더 망가질 가능성이 커지기도 하지만, 1대구치보다 더 뒤에 있는 2대구치의 교합변화가 더 큰 이유로 2대구치가 더 잘 망가집니다. 그런데 왜 이렇게 파일까요? 치아의 교합면이 골고루 패지 않고 어느 한 부위만 패는게 이상하지 않으신가요? 이를 설명하기 위해 작은 제목들 중 두 번째 제목에 대한 설명을 시작합니다.

② 왜 이웃한 치아와 닿는 부위가 잘 닳으면서 납작해질까요?

교합면에서 바라본 치아들은 둥근 형태를 가지며, 따라서 앞뒤 치아와는 점과 같은 아주 좁은 면적으로 접촉하게 됩니다. 무를 도마 위에 올려놓고 칼로 여러 토막 낸 다음 바라보면 전부 둥근 형태이듯이 치아를 여러 토막 내더라도 둥근 형태인 것을 알 수 있습니다.

어금니와 이웃한 어금니 사이에 치실을 끼워넣으려면 잘 들어가지 않는 것을 알 수 있는데, 이는 침을 삼킬 때 혀와 볼, 그리고 입술이라는 근육들이 치아들을 한데로 모으기 때문입니다.

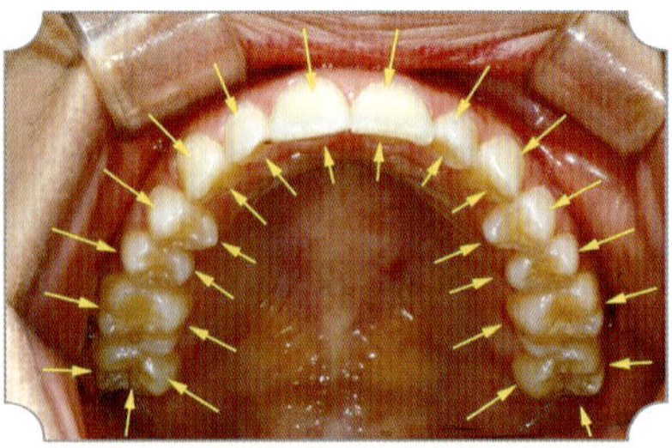

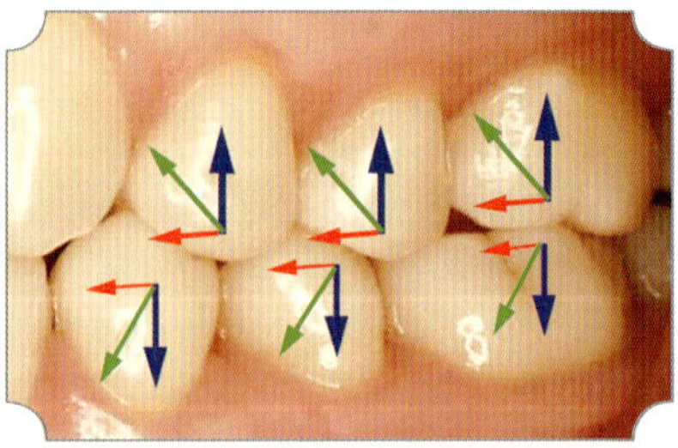

음식물을 씹을 때 아래 어금니들은 음식물을 위 어금니들 쪽으로 밀어 올리는데, 이때 교합력으로 인해 음식물이 어금니와 어금니 사이로 비집고 들어가려는 성향이 커집니다. 그러나 재미있는 사실은, 어금니들은 교합면 쪽에서 자신을 누르는 힘이 가해지면 유동을 보이는데, 이 방향은 치아뿌리 쪽 앞니가 있는 쪽 또한 혀가 있는 쪽으로 기울려는 성향으로 나타납니다. 위아래 어금니들이 서로 닿으면 파란색 화살표 방향으로 치아들이 움직이며, 또한 아래 어금니가 위 어금니를 붙잡고 빨간색 화살표 방향으로 움직이려는 성향으로 인해 어금니들은 결국 초록색 화살표 방향으로 움직이게 됩니다.

침을 삼킬 때처럼 양쪽 위아래 어금니들이 서로 닿으면 어금니들은 기능운동이 일어나면서 자신보다 앞쪽에 있는 치아에 보다 밀착되며, 인접치아와의 접촉관계를 검사하기 위해 치실을 이용해 보면, 손가락 살이 세게 눌리는데도 실이 빠지지 않게 긴밀하게 접촉하는 것을 알게 됩니다.

★ 음식물이 치아와 치아 사이에 못 끼는 이유입니다.

어금니들은 이런 기능운동이 어떻게 가능해질까요? 그 비밀은 치아의 자세와 관련됩니다.

치아들의 교합면을 죽 연결해 보면 편평하지 않고 굴곡을 보이는데, 이는 아래 치아들 위에 배구공 만 한 공을 얹었을 때 치아들이 모두 공에 닿는 자세를 보입니다.

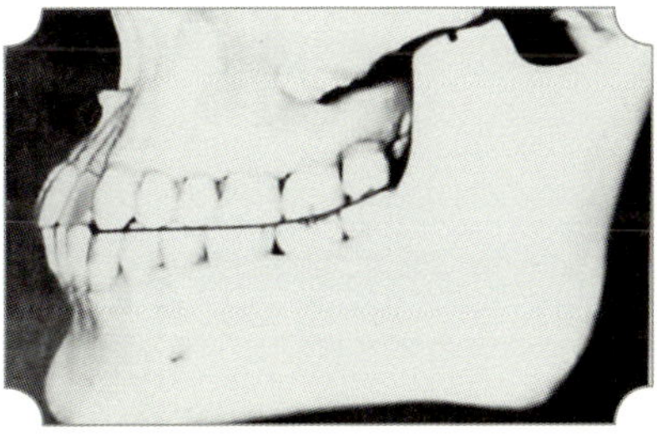

→ 옆에서 관찰했을 때 아래 치아들을 연결하면 곡선을 그리는데, 이런 곡선을 curve of Spee라고 부릅니다.

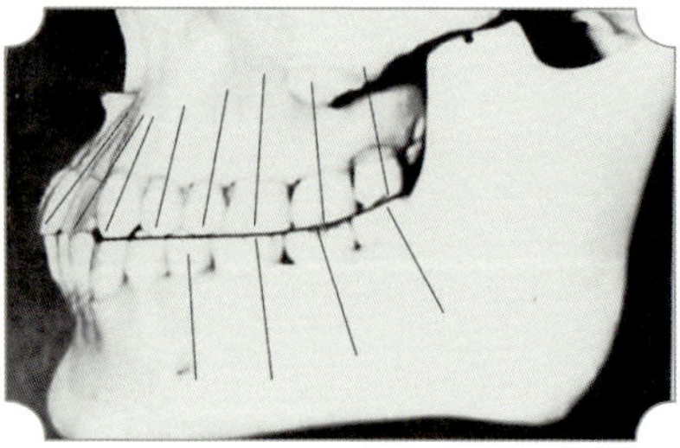

→ 어금니들의 장축 방향(길이 방향)을 선으로 표시했습니다. 뒤 어금니 쪽으로 갈수록 치아들이 앞쪽으로 기울었습니다. 위 어금니가 아래 어금니를 누르면 치아가 뿌리 쪽으로도 움직이지만 앞쪽으로도 기울며 세게 물수록 보다 밀착됩니다.

→ 앞에서 보면 어금니들은 혀 쪽으로 기울었으며, 이런 치아들을 연결하면 곡선을 그리는데 이를 Wilson's curve 라고 부릅니다.

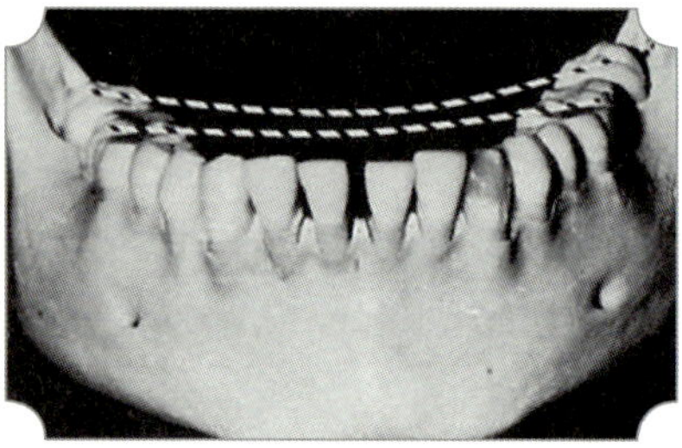

→ 뒤 어금니 쪽으로 갈수록 치아들은 보다 혀 쪽으로 기울었으며, 위 어금니가 아래 어금니를 누르면 치아가 뿌리 쪽으로도 움직이지만 혀 쪽으로 기울며 안으로 모이려는 성향으로 옆 치아들과 보다 밀착됩니다.

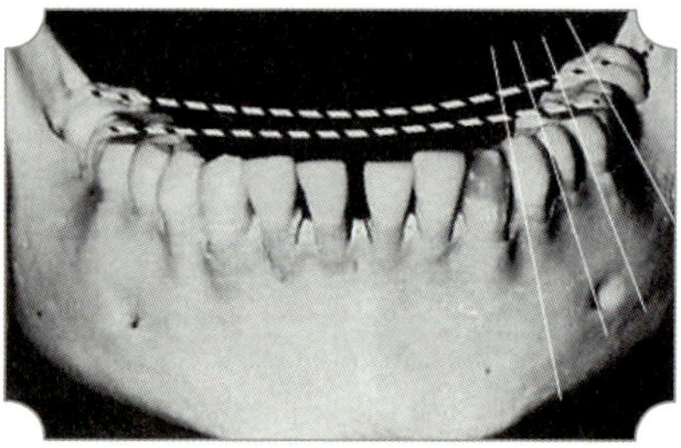

위아래 어금니들은 마치 톱니바퀴들처럼 맞물려 있습니다. 위아래 어금니들이 만나면 위아래 어금니들 모두 치아뿌리 쪽으로 움직이는 동시에, 아래 어금니들이 앞쪽 그리고 혀 쪽으로 움직이면서 위 어금니들을 앞쪽 그리고 혀 쪽으로 움직이게 합니다.

★

위아래 어금니들 사이에 음식물이 끼지 못하는 이유입니다.

이런 어금니들의 기능운동이 일어나려면 이웃한 치아와 닿는 어금니의 형태는 볼록해야 하며, 그래야만 해당치아는 물론 인접한 치아의 원활한 기능운동을 기대할 수 있습니다. 이런 형태는 작은 진주의 표면처럼 볼록한 정도를 상상하셔도 되고, 탁구공의 볼록한 정도 혹은 당구공이나 볼링공 아니면 둥근 자갈을 기대하셔도 좋은데 편평하거나 오목해서는 절대 안 됩니다.

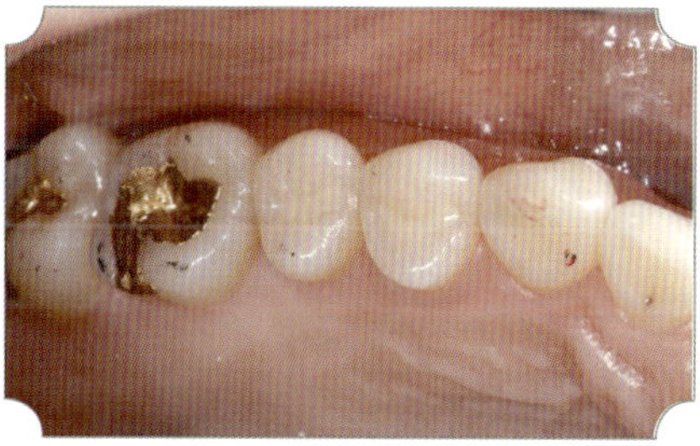

그러나 치료를 하다 보면 인접면이 편평해진 치아들을 보게 되며, 치실을 사용해 보면 힘을 주지 않아도 치아와 치아 사이를 쉽게 들락거리는 것을 보게 됩니다.

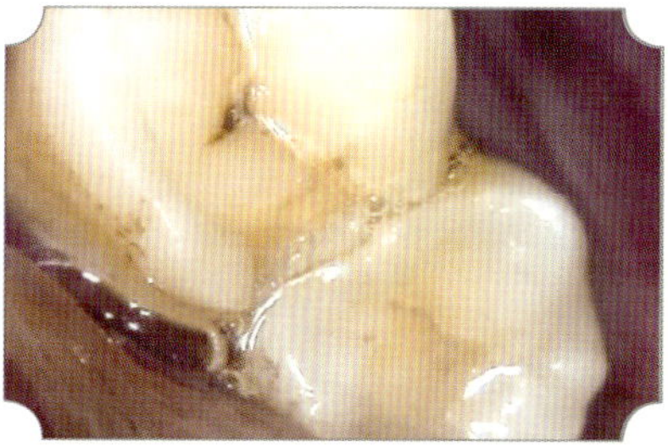

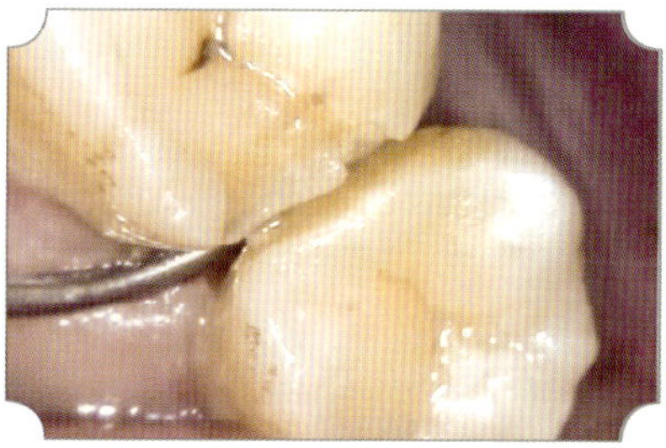

왜 이처럼 심하게 닳았을까요? 나이를 먹으면서 조금은 닳지만 이처럼 심하게 닳으면 원치 않는 또다른 증상들이 나타납니다. 어금니들의 인접면이 심하게 닳는 이유는 치아가 약해서도 아니고 많이 먹어서도 아니며 바로 교합이 바람직스럽지 못하기 때문입니다.

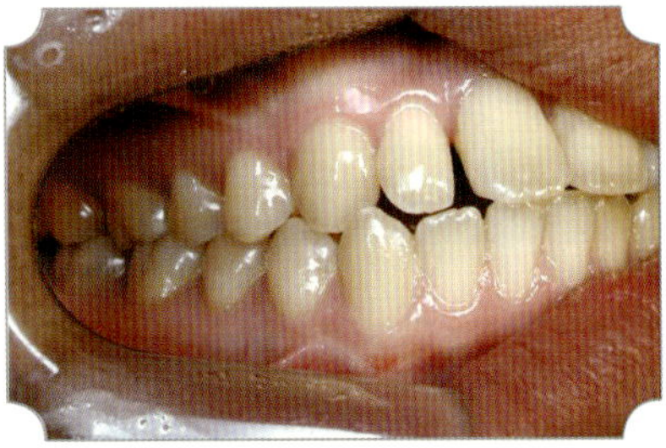

→ 침을 삼킬 때의 아래턱 위치에서 살펴보면 아래 송곳니가 위 송곳니보다 더 입술 쪽으로 나와 있습니다. 따라서 턱이 오른쪽으로 움직일 때 위아래 송곳니들은 일을 할 수 없는 것을 알게 됩니다.

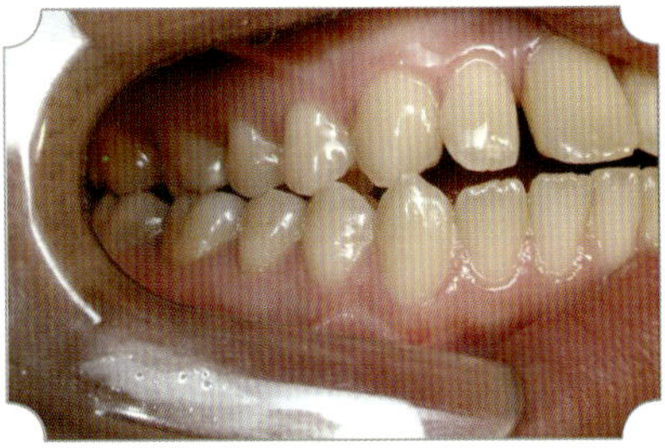

→ 아래턱이 음식물이 있는 방향으로 움직이는 중에 혹은 움직인 상태에서 원래 위치(침을 삼킬 때의 위치)로 돌아오는 중에 위 어금니와 아래 어금니가 접촉하면 교근이 긴장하며, 이 힘으로 인해 아래 어금니는 위 어금니를 볼 쪽으로 그리고 위 어금니는 아래 어금니를 혀 쪽으로 밀게 됩니다

위 사진에서와 같은 교합상태를 도해하면 다음과 같습니다.

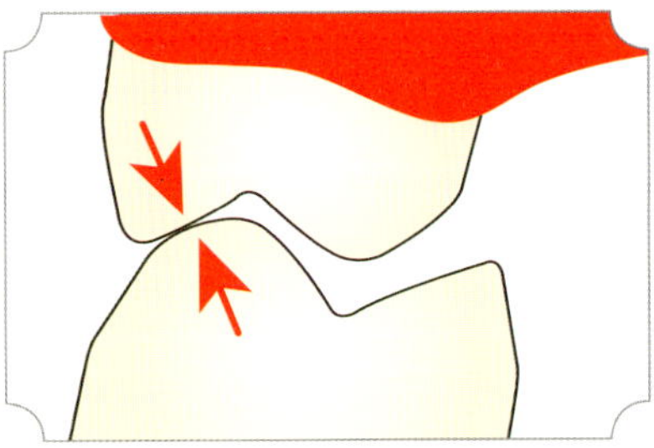

→ 빨간색 화살표가 위아래 어금니들의 접촉 부위를 가리키고 있습니다.

교근의 수축으로 발생된 교합력이 이 부위를 통해 위아래 치아들에 전달됩니다. 이런 접촉으로 인해 어금니들은 볼과 혀 쪽으로 강제로 움직이며, 옆 치아와 닿는 부위인 인접면의 볼록한 부위가 점차 닳게 되면서 편평해지고, 이런 상태가 오래 지속되면 편평해진 부위가 점차 넓어지며 어금니들은 보다 앞쪽 그리고 보다 혀 쪽으로 기울고 따라서 교합이 변하게 됩니다.

➜ 모든 치아는 왼편 그림의 사람들처럼 어깨를 서로 맞대고 있습니다.

어깨에서 가장 옆으로 튀어나온 부위가 옆 사람의 어깨와 닿고 있습니다.

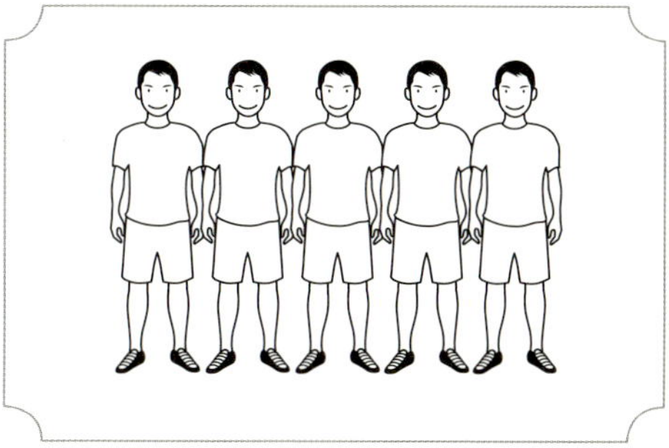

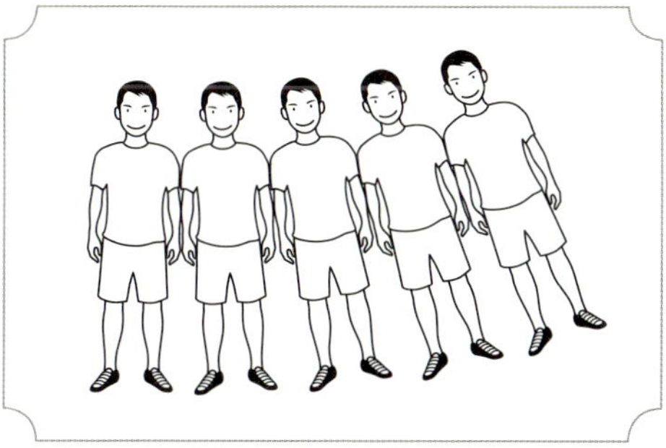

➜ 치아는 뒤쪽 어금니 쪽으로 갈수록 앞으로 더 기울었기 때문에 사람들도 약간 더 기울여서 그려 보았습니다.
사람 머리 위에 무거운 것을 올려놓으면 사람들의 몸이 옆쪽으로 더 기울려는 성향이 커지고, 따라서 어깨와 어깨는 더욱 세게 붙게 됩니다.

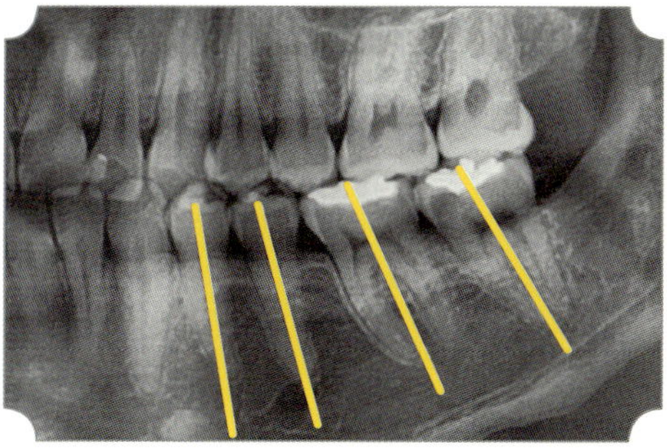

➜ 엑스레이 사진에서도 맨 뒤 치아가 앞니 쪽으로 더 많이 기운 것을 알 수 있습니다.

- ☑ 위 다섯 사람 중에서 1번 사람의 어깨가 닳으면서 옆으로 기울면 2, 3, 4, 5번 사람들은 어깨가 닳지 않아도 옆으로 기울게 됩니다.
- ☑ 2번 사람의 양쪽 어깨도 닳는다면 어떻게 될까요? 2 번 사람이 1 번 사람 쪽으로 기울 때 3, 4, 5번 사람들도 덩달아 옆으로 기울게 됩니다.
- ☑ 3번 사람도 양쪽 어깨가 닳는다면? 4, 5번 사람들은 어깨가 닳지 않았는데도 기울며 1, 2번 사람들보다도 더 기울 것입니다.
- ☑ 4 번 사람의 양쪽 어깨가 닳는다면? 4, 5 번 사람들이 기울며 5번 사람은 어깨가 멀쩡한데도 1, 2, 3번 사람들보다 더 기울 것입니다.
- ☑ 마지막으로 5번 사람마저 한쪽 어깨(뒤로는 사람이 없으니까)가 닳는다면? 5번 사람은 모든 다른 사람보다 가장 옆으로 많이 기울 것입니다.

어깨 사이가 서로 긴밀하게 접촉한 상태에서 한 사람이 몸을 앞으로 숙인다면 어떻게 될까요? 옆사람과 어깨를 심하게 비비게 될 것이며 입은 옷이 해지거나 벗겨질 것입니다. 치아들도 좋지 못한 교합에서는 이런 일이 발생합니다.

치아의 교합면은 에나멜로 구성되어 있으며 사람 몸 중에서 가장 단단한 부위이기도 합니다. 모든 물체는 힘을 받으면 변형되듯이 치아의 에나멜도 이웃한 치아의 에나멜과 비비는 과정에서 닳게 되며, 치아가 한쪽으로 기울게 되고 따라서 교합상태가 점차 바뀌게 됩니다.

옆으로 기울면 한쪽 어깨가 위로 들리며 이로 인해 문제가 발생합니다.

어금니들은 어깨를 맞대고 서 있는 사람들처럼 옆 치아들과 어깨를 나란히 맞대고 있으며, 대합치와 닿으면서 앞쪽으로 기울며 아울러 보다 정확하게 말하면 혀 쪽으로도 기울게 됩니다.

왼편에 어금니들을 볼 쪽에서 본 그림이 소개됩니다. 하악 1대구치를 볼 쪽에서 살펴보면 교두가 3개 관찰되고, 그 가운데 교두는 위 어금니의 오목한 곳에 담겨 있으며, 위아래 어금니들이 접촉하면 아래 어금니의 가운데 교두가 소구치 쪽으로 기울며 위 어금니를 소구치 쪽으로 밀게 됩니다.

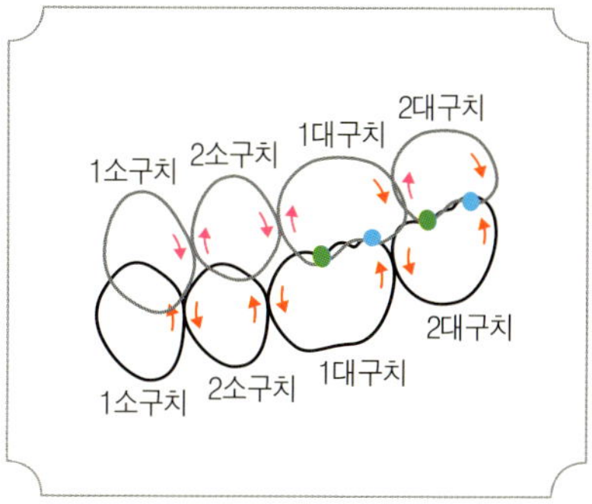

★ 그림에서 초록색 점은 바로 아래 어금니가 위 어금니를 앞쪽으로 미는 부위입니다.

대구치가 소구치 쪽으로 움직일 때는 치아가 기울면서 그 치아의 뒤쪽 부위가 교합평면 쪽으로 들리는데, 아래 어금니의 뒤쪽 그리고 위 어금니의 뒤쪽 어느 부위가 교합평면 쪽으로 들리면서 접촉하게 됩니다.

★ 그림에서 파란색 점은 바로 살짝 물었을 때는 서로 닿지 않는 부위이며, 세게 물 때 비로소 닿는 부위입니다.

만일 이런 닿지 않는 부위가 없다면 치아는 기능운동이 방해를 받으며, 이런 기능운동을 방해하는 부위에는 심한 교합력이 작용하여 치질이 잘 망가지게 됩니다. 치아는 그 치아의 앞쪽보다 뒤쪽이 잘 망가지며 썩는데, 이는 교합이 변하고 그 결과 교합면이 들리면서 높아진 부위에 교합력이 보다 크게 작용하여 치질이 붕괴되고, 여기에 세균이 보다 쉽게 작용될 수 있기 때문입니다. 교합면이 파이는 이유, 특히 치아의 보다 뒤쪽에서 그리고 보다 볼 쪽에서 잘 파이는 이유도 역시 이 높아진 부위에 힘이 집중적으로 가해지기 때문입니다.

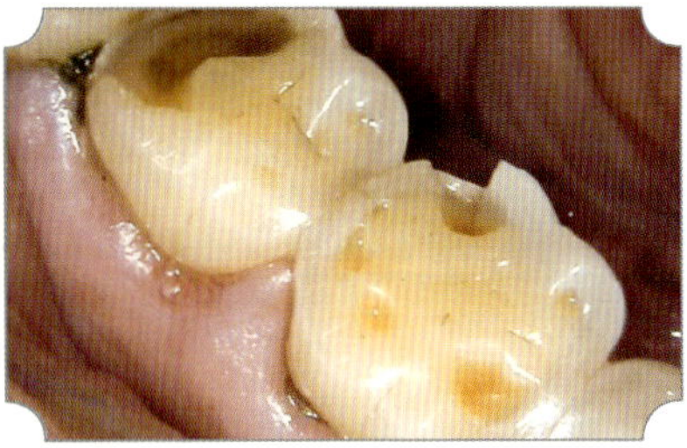

➜ 사진에서 왼쪽 치아는 하악 2대 구치 오른쪽은 하악 1대구치입니다.

2대구치가 1대구치보다 많이 망가졌으며, 2대구치에서도 앞쪽은 오히려 멀쩡한데 뒤쪽의 치질이 많이 파인 것이 관찰됩니다. 치과에서 크라운(치아를 덮는 인공치)으로 치아를 회복한 후, 치과에서는 잘 맞는 것 같았는데 집에서 식사할 때 새로 해넣은 치아가 시려서 고생하신 적은 없으십니까?

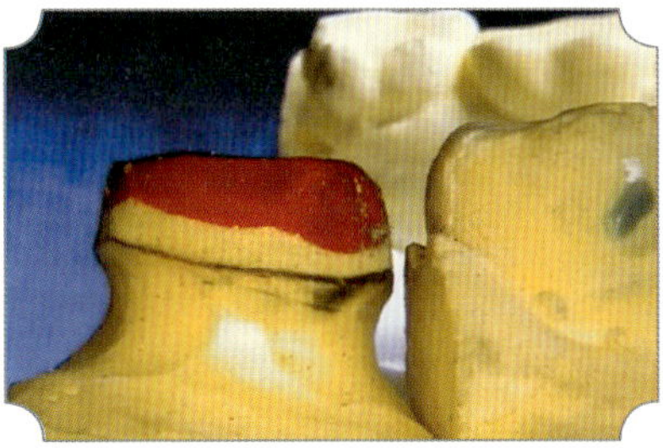

↑ 인공치는 단단한 석고 모형상에서 제작하며 따라서 입 속의 자연치아들의 기능운동상태를 검사하지 못한 상태로 만들어져 치과로 오게 됩니다.

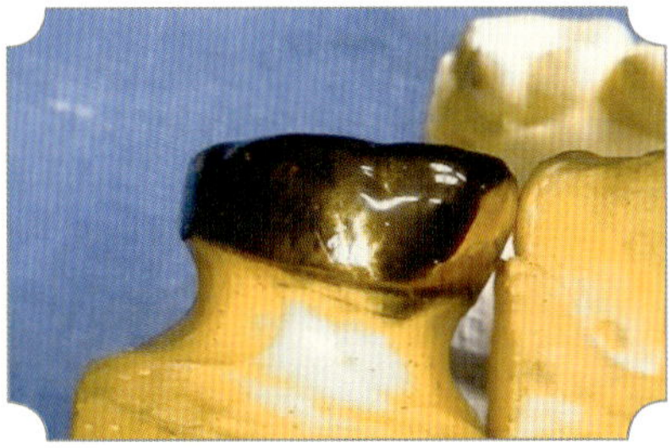

↑ 치과의사는 이미 깎아 놓은 치아(지대치)에 인공치를 시적하여 잘 맞는지 살피고 치과용 접착제를 이용해서 접착합니다.

치과에서는 인공치의 교합이 잘 맞는지를 확인하기 위해 색종이같이 생긴 얇은 교합지를 이용하여 교합상태를 검사합니다. 교합지를 물 때는 마치 식사할 때 음식을 씹듯이 이 종이를 잘근잘근 씹어서 치아의 기능교합상태를 치과의사가 알도록 하는 것이 중요합니다.

돌솥밥 드셔 보셨나요? 밥을 먼저 퍼낸 다음 물을 붓는 사람도 있고, 물은 안 붓고 마른 누룽지를 만드는 사람도 있습니다. 숟가락을 누룽지를 긁기 좋게 손으로 부여잡고, 어떤 맛일까 기대하며 솥 바닥을 긁다 보면 고소한 누룽지가 모습을 드러냅니다.

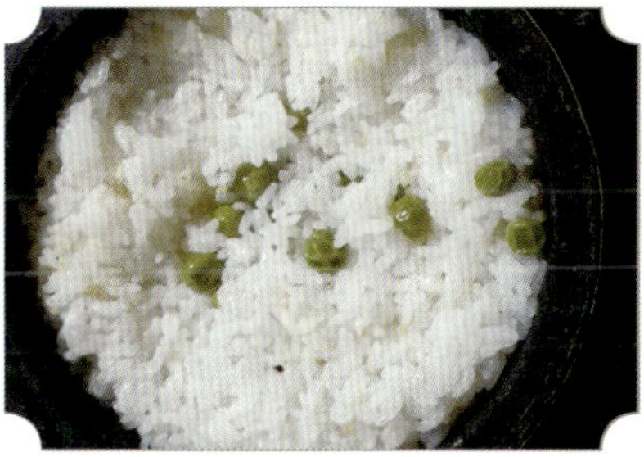

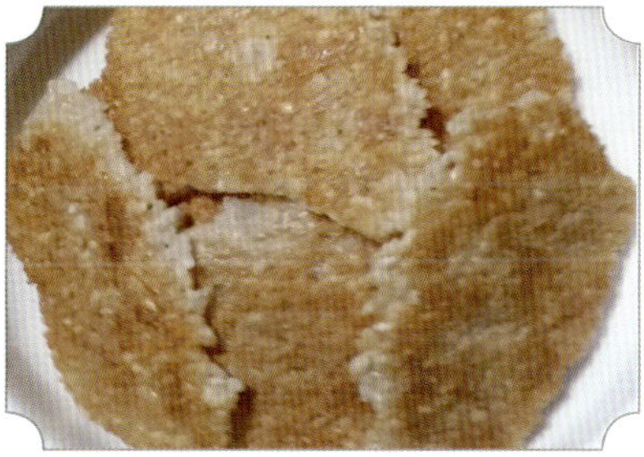

노릇노릇 바삭하게 잘 구운 누룽지를 숟가락에 올려서 코를 자극하면 입 속에는 침이 가득해지며, 입 속에 누룽지가 한입 들어갈 때 눈만 감으면 혀가 즐겁습니다. 마지막 남은 누룽지조각을 입 속에 마저 털어 넣으며 다음에 또 누룽지를 만날 것을 기대하며 같이 간 친구와 같이 음식점을 나서는데, 아뿔싸! 누룽지가 어금니에 달라붙어서 떨어지지 않습니다. 음식점에서 이쑤시개를 갖고 나온다는 생각을 깜빡 잊고 나온데다, 음식점은 이미 저만치 멀어져서 할 수 없이 손가락을 넣어서 떼내어보지만 그날따라 아침에 손톱을 짧게 잘라서 누룽지가 닿지 않아 잘 떨어지지 않습니다. 할 수 없이 세게 물어서 아주 납작하게 만들었지만 그래도 여전히 불편한데, 입 속에 이물질을 감지한 침샘에서는 침을 사정없이 분비 중입니다. 침으로 불려서 더 흐물거리게 한 다음 세게 물어보지만 아무리 납작하게 만들어도 소용이 없으며 떼어내기 전까지는 불편합니다.

누구나 한번쯤 경험해 보셨죠? 치아는 눈도 없고 귀도 없고 손도 없지만 조금만 높은 이물질이 교합면에 달라붙어도 금방 알아채며, 심지어 머리카락을 물어도 이를 알아챕니다. 깨물 때 무는 힘으로 분쇄되는 음식물은 비록 치아의 기능운동을 방해하는 부위에 얹혀 있어도 치아에 의해 분쇄되며 치아는 원래의 기능운동을 회복합니다. 누룽지는 제법 단단하여 결국 손으로 떼어 낼 때까지 치아에 불편을 줍니다. 어떤 이유로 치아가 앞으로 기울고 치아의 일부가 마치 누룽지가 달라붙은 효과를 보인다면? 혹은 인공치에 마치 누룽지가 달라붙은 것처럼 금속이 형성되어 있다면 누룽지는 떼어내면 그만이지만 치아나 인공치에 문제가 발생했다면 이런 문제는 환자 스스로 해결이 불가능하며 치과에서 교합검사를 통해 해결하게 됩니다. 진료를 하다 보면 치과를 찾는 환자분 중 열에 아홉 정도 혹은 그 이상이 어금니에 누룽지가 붙어 있는 듯한 교합을 가진 분들이시며, 이로 인해 문제가 커져서 내원하시는 경우가 대부분이라는 사실입니다.

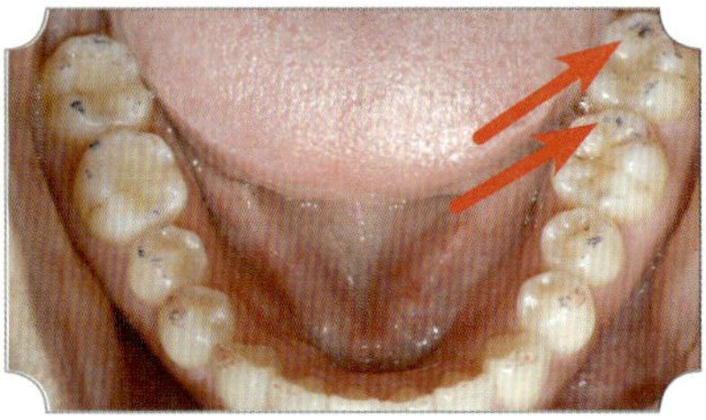

→ 교합면에 파란색 점이 보이시나요? 빨간색 화살표가 가리키고 있습니다.

이 부위는 세게 물었을 때 대합치와 닿아야 하는데, 치아의 인접면이 닳아서 살짝 물었을 때 이미 대합치와 닿으며, 결국 세게 물면 이 부위가 더 들고 높아지면서 대합치와 미리 닿게 되며 엄청난 교합력이 이 부위를 통해 전달됩니다. 모든 치아는 그 치아의 앞쪽보다는 뒤쪽이 잘 망가지는 이유가 여기에 있습니다.

③ 왜 치아의 잇몸 부위(치경 부위)에 마치 잇솔질을 잘못한 것처럼 파이는 부위가 생길까요?

필자가 대학에서 공부하던 시절, 병리학 시간에 교수님께서 하시던 말씀이 생각납니다. 그 교수님은 치아의 잇몸 부위가 파인 사진을 보여주며 당신께서는 환자가 오른손잡이인지 왼손잡이인지를 어느 부위가 파였는지를 보고 알아맞힐 수 있다고 하셨습니다. 그때 학생이었던 나는 '나도 치과의사가 되면 꼭 환자를 놀라게 해 줘야지' 라고 생각했던 기억이 지금도 생생히 기억납니다. 그리고 치과의사가 되어서 진료하던 중 오히려 내가 놀라는 사건이 생겼습니다. 치아가 한 개만 파인 것이며, 어떻게 닦으면 이렇게 한 개만 파일 수 있을까가 의문이었습니다.

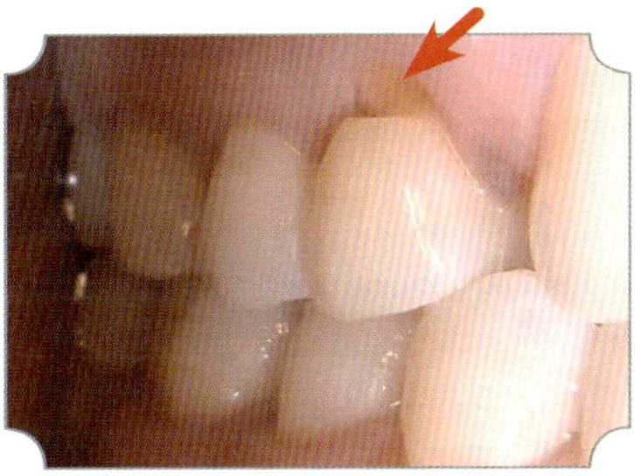

→ 상악 1소구치 한 개만 치아 옆구리가 파였고 다른 치아들은 멀쩡한 것이 관찰됩니다.

다른 치아는 치과에서 일러준 대로 닦고 이 치아 한 개만 옆으로 닦아서 이렇게 파였을까요? 이렇게 닦으려면 칫솔을 세워서 옆으로 박박 문질러야 했을 텐데 그렇게 닦진 않았을 것입니다.

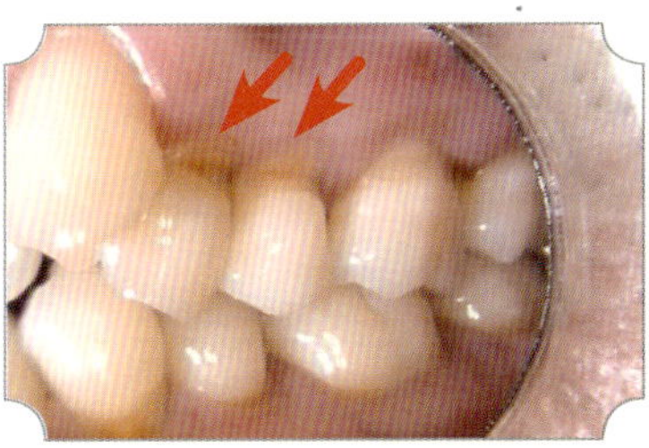

→ 볼 쪽으로 튀어나온 다른 치아들 때문에 옆으로 닦을 때 칫솔이 닿기도 어려운 상악소구치 두 개의 치경 부위가 파인 것이 관찰됩니다.

튀어나온 송곳니나 뒤쪽 큰 어금니는 치경 부위가 멀쩡합니다. 아래에는 하악 1 소구치 한 개만 파였습니다.

어떻게 이런 일이 가능할까요? 칫솔이 아닌 교합에서 우리는 그 해답을 찾아야 합니다. 1980년도 중반쯤 어느 치과잡지에 아래와 같은 그림이 실렸습니다. 당시 치과의사 초년시절이었던 제게는 적지 않은 충격이었고, 치과질환을 새로운 각도에서 바라볼 수 있는 계기가 된 사건이었습니다. 그러나 그림이 잘못 그려져 있었습니다.

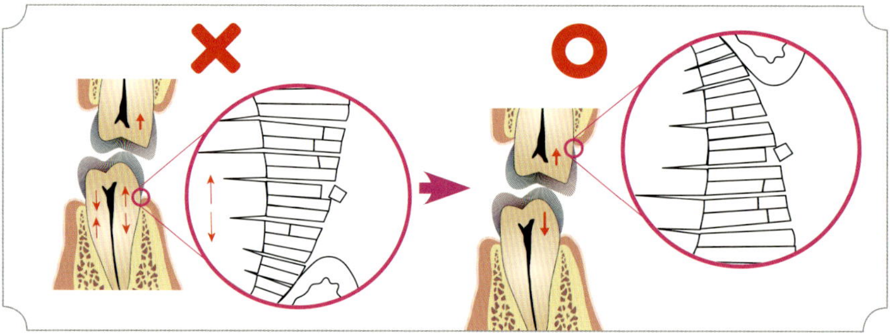

위 그림에서는 아래 어금니가 파이는 것을 그렸는데 저는 위 어금니가 파이는 것으로 바꾸었고, 또한 치경 부위에 가해지는 힘의 방향을 늘리려는 쪽이 아닌 누르는 쪽으로 바꾸었습니다. 즉 턱이 옆으로 움직일 때 아래 어금니의 뾰족한 교두는 위 어금니의 교두를 누르며, 옆으로 움직일수록 위 어금니 교두에서 중심쪽보다 바깥쪽인 볼 쪽을 누르게 되어 위 어금니가 망가지도록 그렸습니다.

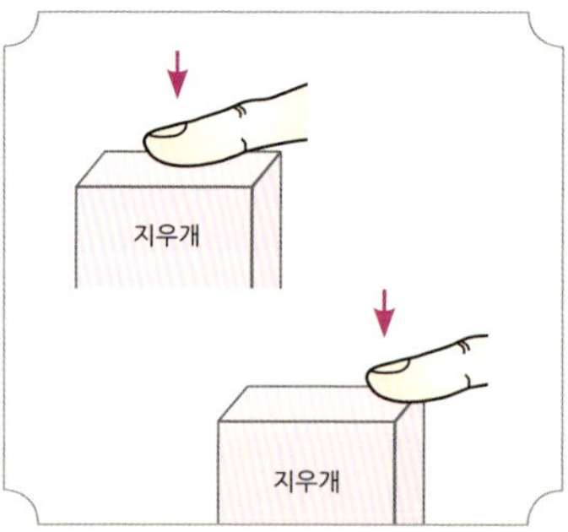

이해를 돕기 위해 지우개를 준비했습니다. 네모난 지우개를 바닥에 그림처럼 세운 다음 손가락으로 지우개 위쪽 가운데를 누르면 지우개는 눌려지지만 옆으로 휘지는 않습니다. 그러나 아래 그림처럼 지우개 가장자리를 누르면 지우개는 누르는 쪽으로 휘게 되며, 언젠가는 지우개 허리 부위가 찢어지게 됩니다.

치아들도 마찬가지입니다. 치아는 사기질(법랑질)이라는 모자를 쓴 상아질로 구성되어 있으며, 이 상아질은 작은 상아세관들로 구성되어 있습니다. 치아에 외력이 가해지면 상아세관들의 구조가 붕괴되고 치질이 뜯어져 나가는데, 상아세관의 주행 방향에 맞춰 마치 도끼로 찍어낸 듯이 치경 부위가 파이게 됩니다. 잘못된 칫솔질로 인해 치아가 파인다고 설명한 기사내용을 소개합니다.

▼ 치아의 구조

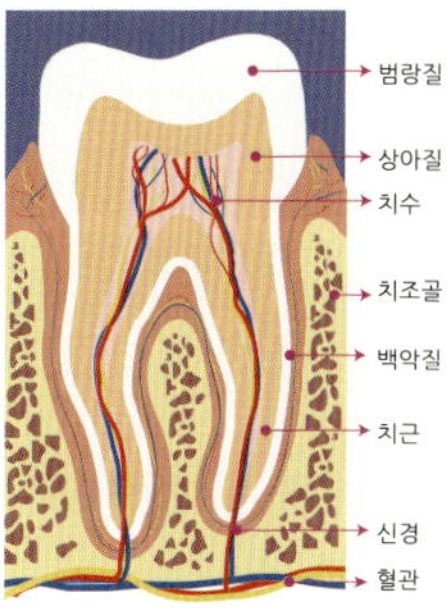

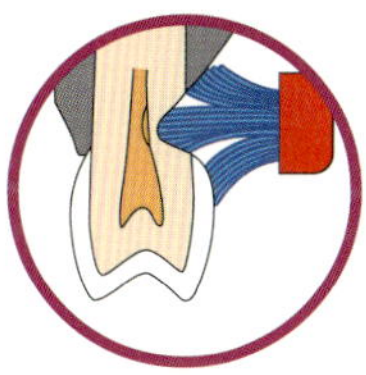

잘못된 칫솔질로 발생한 치아

왜 이가 시릴까? 치아의 구조를 보자. 치아는 겉으로 드러난 흰부문(법랑질)이 있고, 잇몸 아래에 숨겨진 부분(백악질), 그리고 안쪽의 상아질과 신경 다발이 지나가는 '지수' 등으로 구성돼 있습니다. 비유하자면 법랑질은 '사기그릇'처럼 단단하지만 백악질은 질그릇처럼 무른 편이다.

사람들이 칫솔질을 할 때 주로 겉으로 드러난 법랑질 부분에 칫솔모가 닿지만, 비교적 단단하기 때문에 조금씩 닳는다. 하지만 나이가 들거나 오랫동안 잘못된 칫솔질이 반복되면 잇몸이 조금씩 뒤로 물러나 잇몸 속 백악질이 밖으로 드러납니다. 똑같은 칫솔모가 마찰해도 백악질은 무르기 때문에 쉽게 마모됩니다.

시리는 이유 잘못된 칫솔질로 잇몸 물러나 백악질 마모, 치신경 자극 원인

백악질 표면을 현미경으로 들여다보면 아주 작은 구멍이 많이 나 있습니다. 이 구멍으로 찬물, 산(酸) 등이 흘러 들어가면 치아 내부의 신경을 자극, 깜짝 놀랄 만큼 시린 증상을 경험합니다. 이는 송곳니와 작은 어금니의 바깥쪽(빰 쪽)에서 많이 생깁니다.

위 그림 중 칫솔에서 이상한 점을 발견하지 않으셨나요? 치아 가장 깊숙이 파인 곳에 칫솔모가 닿을 수 있도록 가운데 칫솔모가 길게 그려진 것을 볼 수 있습니다. 잘못된 칫솔질을 설명하는 잘못된 그림입니다.

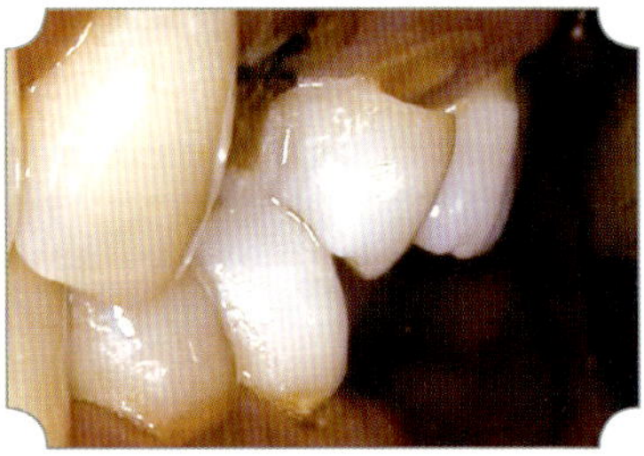

치경 부위가 파이는 형태는 마치 날이 잘 서 있는 도끼로 찍어낸 듯하며, 칫솔로는 절대로 이런 형태로 만들 수가 없습니다. 오히려 이런 형태를 보고 상아질을 구성하는 상아세관의 주행방향을 추정해 볼 수 있습니다.

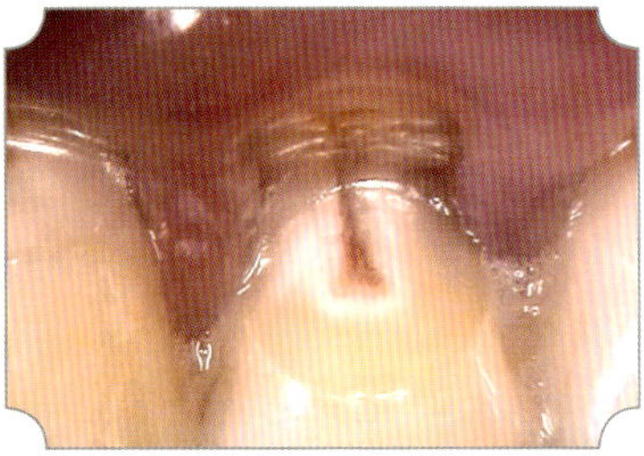

칫솔질로 인해 일단 노출된 상아질에 칫솔무늬가 나타나기도 하지만 드문 경우이며, 이런 칫솔무늬도 칫솔모가 닿지 못하는 가장 깊숙한 부위에는 발생하지 않습니다. 가장 깊숙한 부위는 지금도 교합면에 가해진 교합력이 전달되는 과정에서 힘이 작용하여 치질이 약해지는 중입니다. 치경 부위를 약화시키는 힘은 일차적으로 치아의 교합면에 작용되며, 따라서 치경 부위가 파인 치아들은 모두 치아의 교합면이 대합치와 닿아서 싸운 흔적 즉 편평한 단면이 존재합니다.

따라서 위 어금니의 치경 부위에 파인 곳이 발생하면, 위 어금니의 교합면에 힘을 가하는 아래 어금니의 교합면에도 편평한 단면이 존재하게 됩니다. 위아래 어금니들이 싸우면 교합면만 닳는 것이 아니라 치아의 앞뒤 인접면도 닳게 되면서 치아가 앞쪽으로 기울게 되고 동시에 혀 쪽으로도 기울게 됩니다. 아직 교합면이 닳지 않은 위아래 어금니를 앞쪽에서 살펴본 그림입니다.

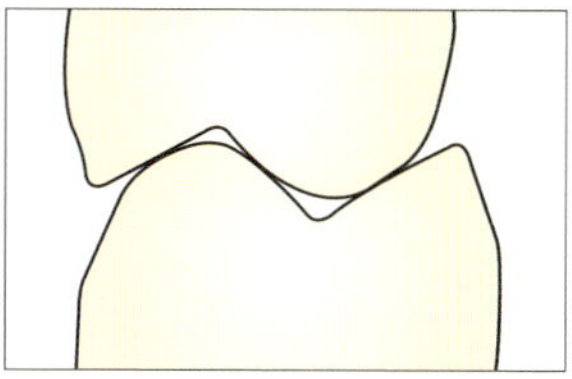

→ 아직 교합면이 닳지 않은 위아래 어금니를 앞쪽에서 살펴본 그림입니다. 그림에서 왼쪽이 볼 쪽, 오른쪽이 혀가 있는 쪽입니다.

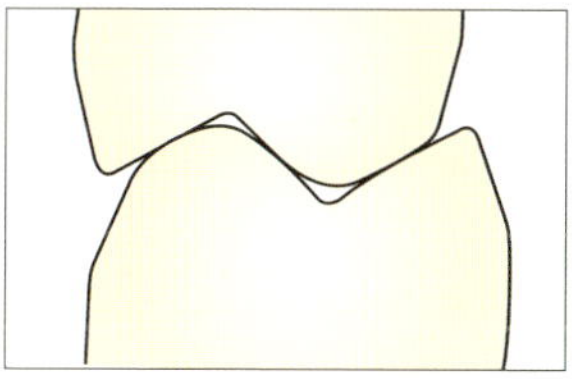

→ 오랜 시간 저작을 하면서 교합면이 닳은 상태입니다. 침을 삼킬 때 위아래 어금니들의 접촉면이 커졌습니다.

→ 넓어진 면을 표시해 보았습니다.

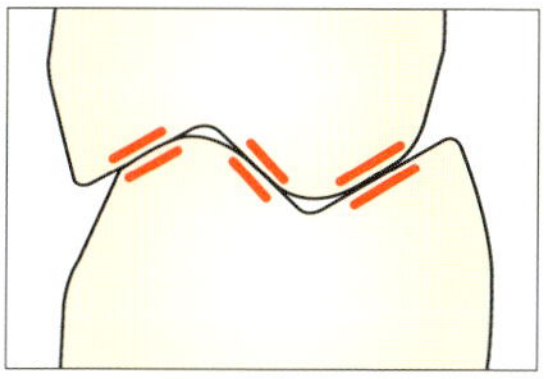

→ 아래 어금니가 혀 쪽으로 기울면 아래 어금니의 볼 쪽 단면의 볼 쪽 끝 부위가 교합평면으로 들리는 효과가 나타나며, 따라서 아래 어금니도 치아의 중심 부위가 아닌 바깥쪽으로 힘이 전달되며, 결국 볼 쪽으로 휘는 현상이 나타나면서 파이게 됩니다.

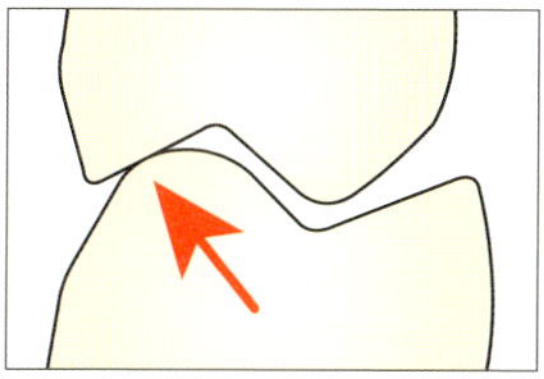

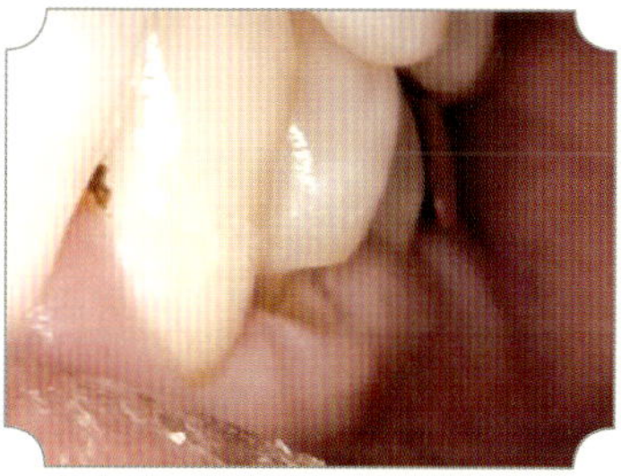

아래 어금니 한 개만 치경 부위가 심하게 파였습니다. 그 앞쪽 그리고 뒤쪽 치아들은 멀쩡합니다.

왜 이렇게 파이게 되었는지
이젠 추정이 가능합니다.

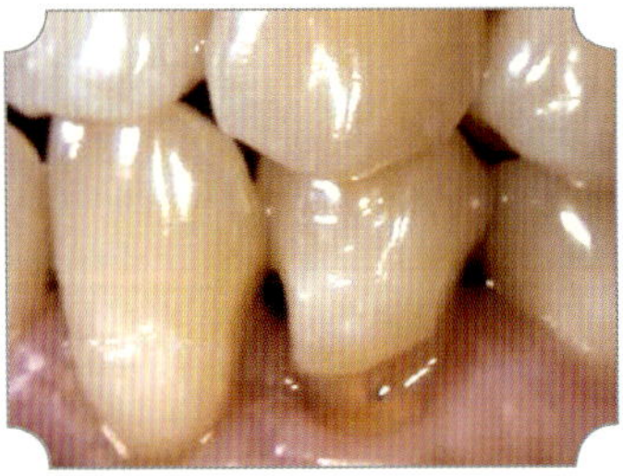

볼 쪽에서 관찰한 사진입니다. 역시 송곳니와 2소구치의 치경 부위는 멀쩡하며, 1소구치의 치경 부위만 파인 것이 관찰됩니다. 이젠 칫솔질보다 치아의 교합면을 더 궁금해하시기 바랍니다.

하악 1소구치의 교합면을 소개합니다. 교합면 특히 기능교두의 바깥쪽 사면 그중에서도 원심사면에 넓은 단면이 형성되어 있으며, 측방운동 시 이 부위가 대합치와 닿으면서 교합지가 묻어 나오고 있습니다.

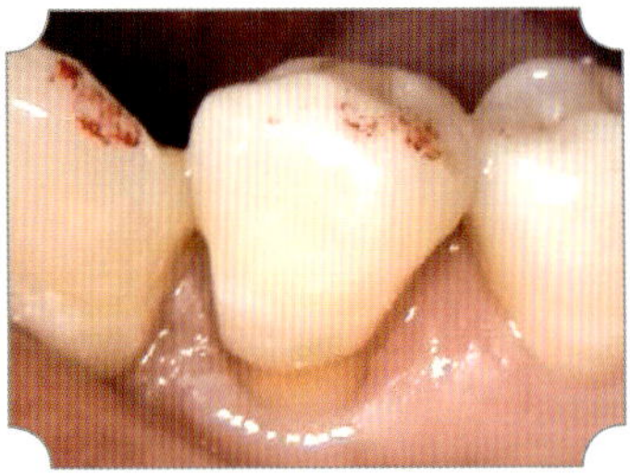

치경 부위가 마치 반달 형태로 파였는데, 배가 가장 부른 쪽으로 치아가 움직이려 했다는 것도 짐작할 수 있습니다. 왜 이 치아의 교합면에서 보다 원심 쪽 그리고 보다 볼 쪽 부위에 교합지가 묻어 나왔을까요? 이 치아가 측방운동 중에 대합치와 닿았기 때문입니다. 즉 대합치와 닿을 때 볼과 혀 쪽으로 강제로 움직이며 치아의 인접면이 닳았기 때문입니다. 그리고 치아의 인접면이 닳으면서 치아가 앞쪽 그리고 혀 쪽으로 움직였기 때문입니다. 치아가 앞쪽으로 움직이면 그 치아의 뒤쪽 부위가 들리고, 치아가 혀 쪽으로 움직이면 그 치아의 볼 쪽이 들리는데, 따라서 가장 많이 들리는 부위는 바로 위 사진과 같은 부위입니다.

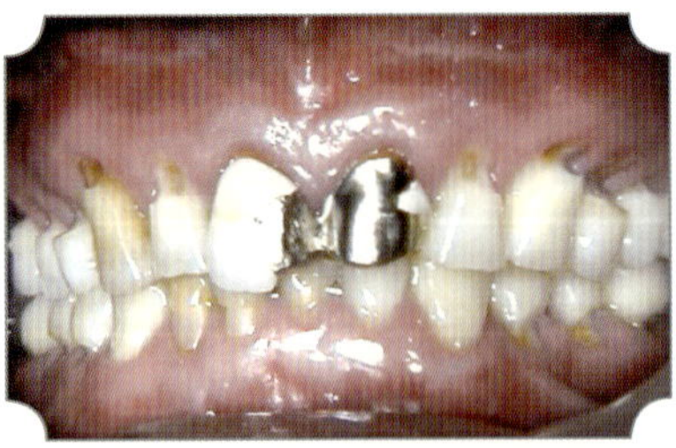

→ 치경 부위가 파이는 현상(cervical abfraction)은 소구치에만 나타나는 것이 아니라 앞니에도 나타나며, 치아의 허리가 비교적 굵은 대구치에도 나타나는데, 치아의 뿌리에 각기 나타나며 그 가운데 부위는 멀쩡한 상태인 것을 볼 수도 있습니다.

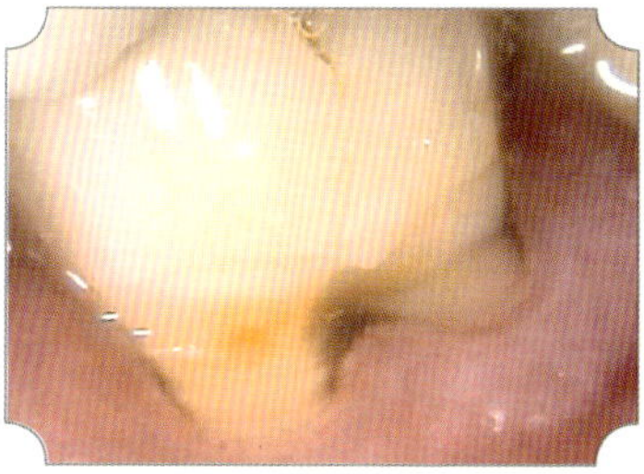

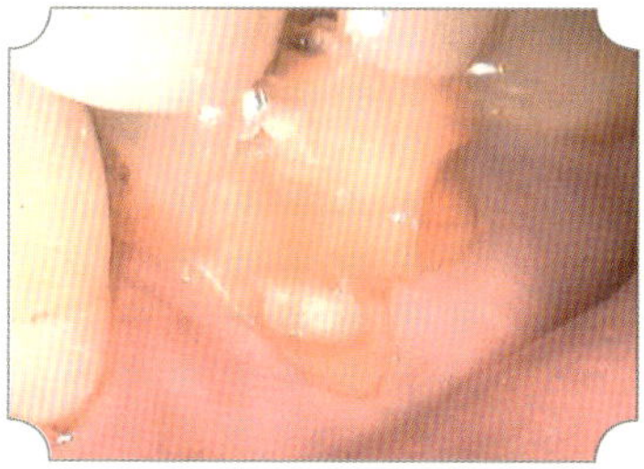

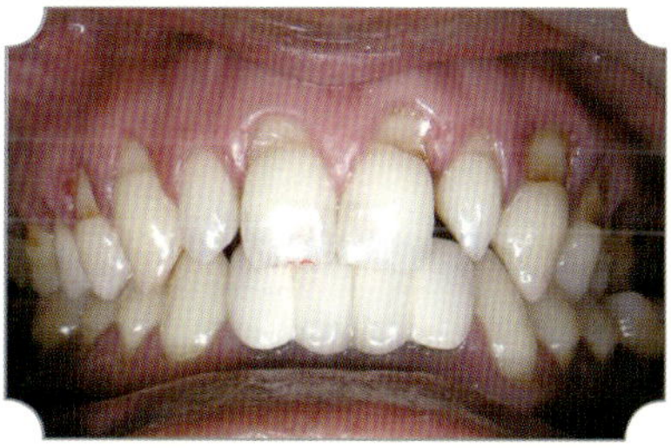

→ 상악 우측 측절치를 제외한 모든 치아의 치경 부위에서 abfraction이 관찰되며, 치은염도 동반되어 나타나고 있습니다.

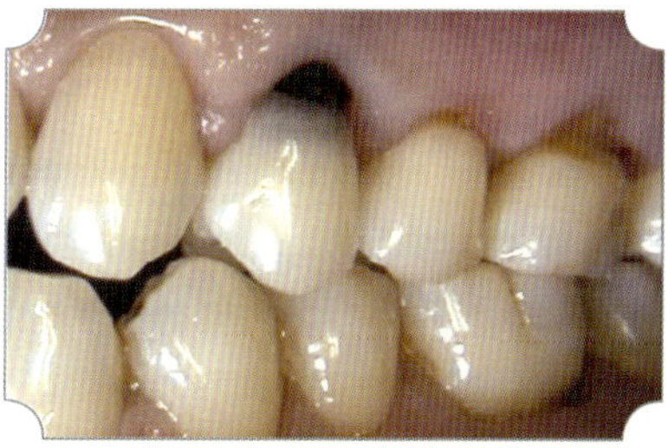

→ 상악 1소구치의 치경 부위에 충치가 발생했습니다. 그 뒤쪽 어금니들도 치경 부위가 파였지만 아직 세균에 감염되지 않았습니다. 자세히 보면 하악 2대구치도 치경 부위가 파였습니다. 그런데 하악 소구치들은 아직 멀쩡한 것같은데, 왜 소구치는 파이지 않았을까요?

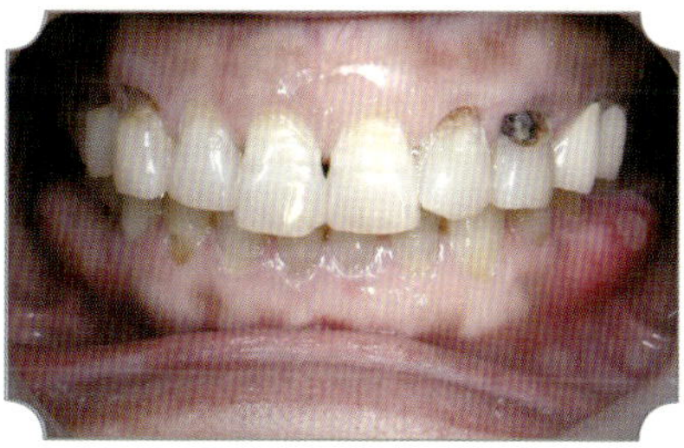

→ 노출되어 약화된 상아질에 세균의 감염으로 충치가 진행되기도 합니다.

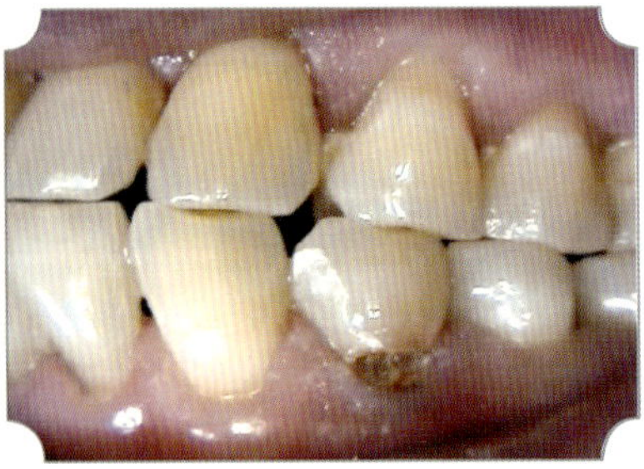

상악 소구치보다 오히려 하악 소구치의 치경 부위에 문제가 더 큰 것이 관찰됩니다.

아마도 이 치아도 역시 치아의 교합면이 닳는 과정에서 인접면도 닳았을 것이며, 치아가 송곳니 쪽뿐만 아니라 혀쪽으로 기울면서 아래 어금니에 형성된 단면 중 볼 쪽 단면의 볼 쪽 끝 부위가 들리며 대합치와 충돌했을 것입니다.

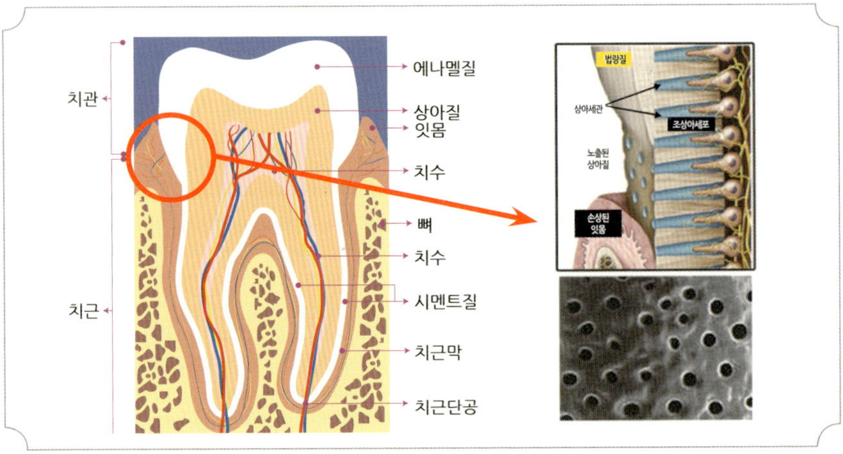

치아의 치경 부위 상아질을 확대해 보면 오른쪽 위쪽 그림처럼 도해할 수 있으며, 그 아래 작은 구멍들이 바로 전자현미경으로 확대해 본 상아세관들 사진입니다. 마치 논바닥에 누워 있는 볏단과 똑같은 형태를 하고 있습니다. 아이들이 장난하면서 볏단 위에 올라가면 볏단이 무너지듯이 상아질에도 심한 압력이 가해지면 상아세관들의 구조가 붕괴되며, 이런 힘으로 인해 치질이 약해지면, 약해진 치질에 비로소 세균이 작용할 수 있게 되어 충치가 발생합니다.

④ 왜 치아가 잘 깨질까요?

유리 위에 무거운 물건을 살포시 올려 놓으면 잘 깨지지 않지만, 그 보다 가벼운 물건을 떨어뜨리면 잘 깨집니다. 물질의 경도를 측정하는 방법으로 모스 경도를 이용하는데, 이에 대한 정의는 다음과 같습니다.

활석에서 다이아몬드까지의 경도가 다른 10종류의 광물을 단계적 기준으로 나타내는 재료의 경도 표시법의 하나(이것을 구 모스 경도라 합니다)로, 경도 미지인 물체의 표면을 기준 물질에 긁어 상처가 생기는가의 여부로 경도를 정의합니다. 최근 15종류의 광물을 사용한 신 모스 경도도 제정되었습니다.

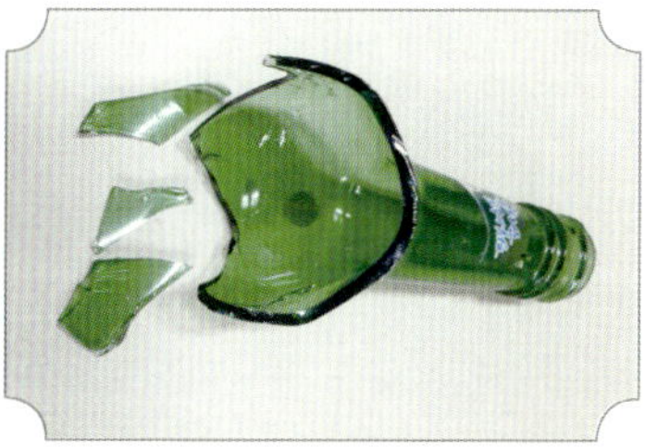

→ 구 모스경도에서는 유리가 5.5, 그리고 치아는 6.5로 치아가 유리보다 단단한 것으로 나타나며, 따라서 유리를 깨물어도 치아는 견디지만 치아 역시 갑작스런 충격에 깨질 수 있습니다.

음식물 중에 섞여 들어간 돌을 모르고 깨물면, 위 어금니와 아래 어금니 사이에 물린 돌은 깨지기 전까지 교근의 순간적인 등척성 수축을 유발하고, 이때 발생한 교합력은 돌에 접촉된 치질을 통해 위아래 치아들에게 전달됩니다.

치과에 관련된 근육의 수축운동은 크게 세 가지로 나뉩니다. 근육이 일정한 장력을 유지하며 수축하는 등장성 운동, 그리고 일정한 길이에서 수축하는 등척성 운동, 그리고 일정한 속도로 움직이는 등속성 수축입니다. 가벼운 아령을 들 때는 팔근육은 일정한 장력을 유지하며 수축하는데, 이런 수축운동이 등장성 운동이며 몸에 유익한 생리적 운동입니다. 그러나 역도선수나 들 수 있는 무거운 바벨을 들려고 할 때 혹은 팔씨름을 할 때 팔근육은 일정한 길이에서 더 이상 수축하지 못하고 장력을 나타내는데 이런 수축은 등척성 수축이며 비생리적 수축입니다. 다행히도 돌이 깨진다

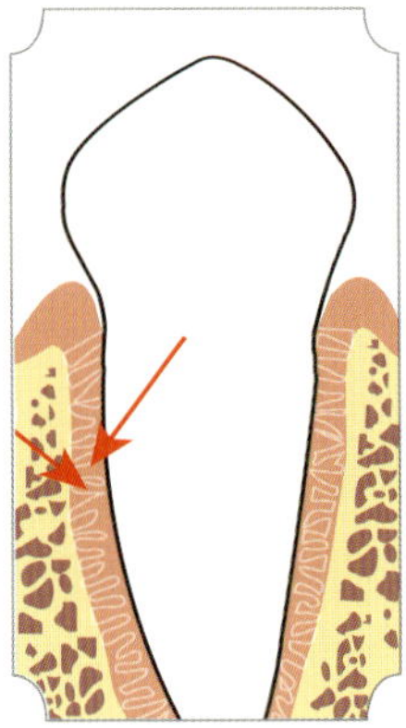

면 치아에 가해지는 충격이 덜해져서 치아는 깨지지 않겠지만, 불행히도 돌이 깨지지 않을 경우 그 힘이 고스란히 치아에 전달되어 치아가 깨질 수 있습니다.

그러나 치아뿌리와 치조골 사이에는 치주인대가 있어서 치아에 가해진 스트레스가 이 치주인대를 통해 분산되어 치아를 손상에서 보호하며, 또한 치주인대에는 감각수용기가 분포되어 위해한 힘이 가해졌을 때 바로 턱이 벌어져서 치아나 턱뼈가 손상되지 않도록 보호하는 기능을 합니다. 이런 유리한 환경에서도 치아가 깨질 수 있는데, 치아에 가해지는 힘이 보다 크거나 가해지는 속도가 보다 빨라도 그렇지만, 바람직하지 못한 교합상태에서 오랫동안 치아에 가해진 힘이 누적된 결과 치질이 약해지면서 가장 취약한 부위를 중심으로 깨지기도 합니다. 아래턱이 옆으로 움직이는 중에 위아래 어금니들이 서로 접촉하면 지금까지 설명 드린 것처럼 치아의 교합면이 잘 닳거나 치경 부위가 파이는 현상이 생깁니다. 그러나 교합면에 가해지는 힘이 보다 강하거나 보다 순간적이어서 치질이 미처 달려나가지 못한다면 어떻게 될까요? (보다 순간적인 경우는 외부의 충격도 해당됨.) 치질이 깨집니다.

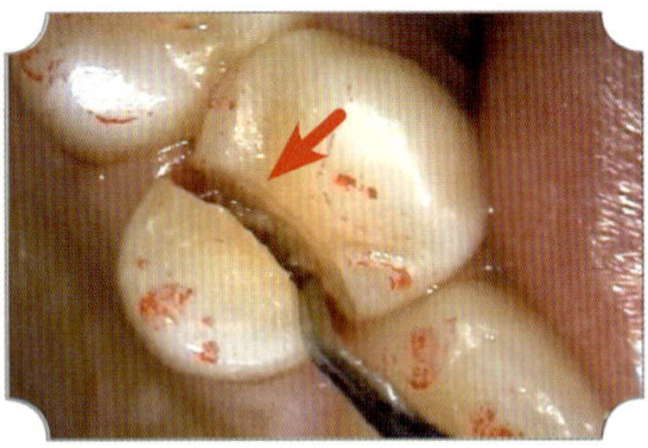

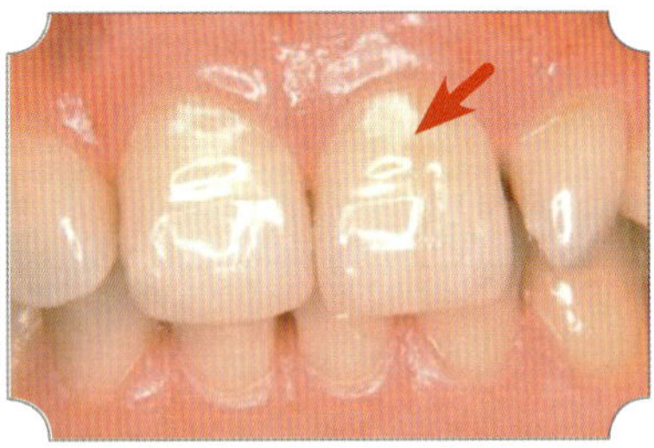

모든 치아는 법랑질에 crack이 존재하는데, 시간이 지날수록 균열이 많아지고 깊어지며, 때로 상아질뿐만 아니라 치수까지 연장되어 근관치료를 하거나 뿌리까지 연장되어 발치하기도 합니다.

다이아몬드는 지구 상에 존재하는 물질 중에 경도가 가장 크지만 다른 다이아몬드와 충돌하여 형태가 변하듯이 치아도 꾸준히 반복되는 외력에 의해 균열이 커지며 결정적인 힘에 파절됩니다. 혹시 음식점에서 식사를 하시다가 단단한 돌을 씹어서 치아가 깨질 때는, 멀쩡한 치질부위가 아니라 이미 균열이 발생되고 결정적인 힘을 기다리던 부위에서 파절되는 경우가 많습니다.

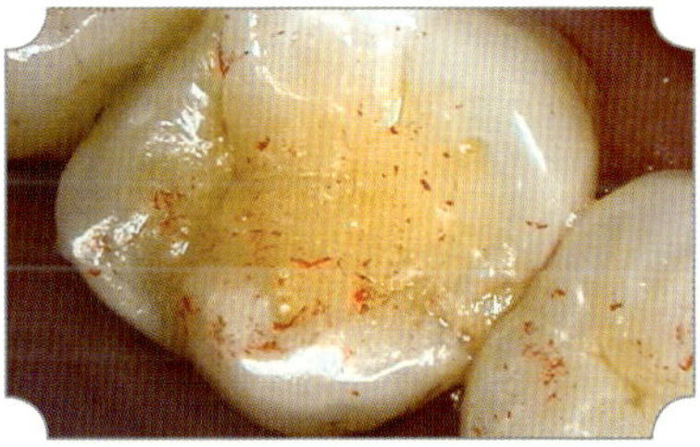

→ 상악 1대구치 사진입니다. 치아에서 아래쪽으로 볼록한 교두가 이 치아의 설측 기능교두입니다.

그 교두의 내사면에 하얀 점이 보이시나요? 아래 치아의 교두가 이 치아를 혀 쪽으로 몰아가던 자리입니다.

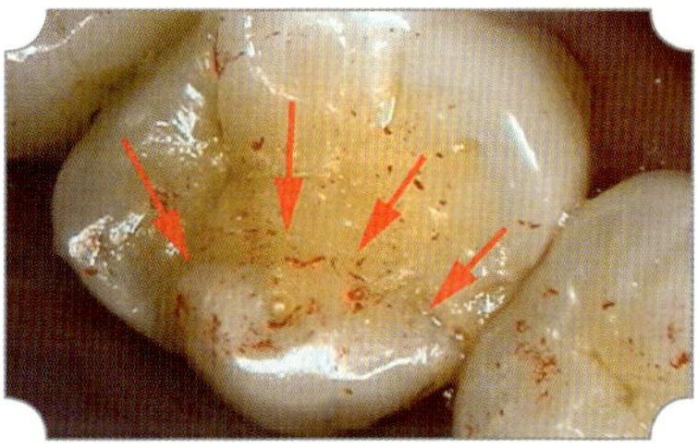

→ 치아가 곧 깨질 곳을 빨간색 화살표로 표시했습니다.
이 부위는 조만간 결정적인 힘을 받으면 깨질 준비가 되어 있습니다.

→ 위 어금니가 이유 없이 묵직하게 아프시다는 어느 환자분의 상악 1대 구치를 혀 쪽에서 바라본 사진입니다. 치아에 균열이 발생했는데, 그 이유는 음식물로 인해 균열이 생긴 것이 아니라 대합치와 싸웠기 때문입니다.

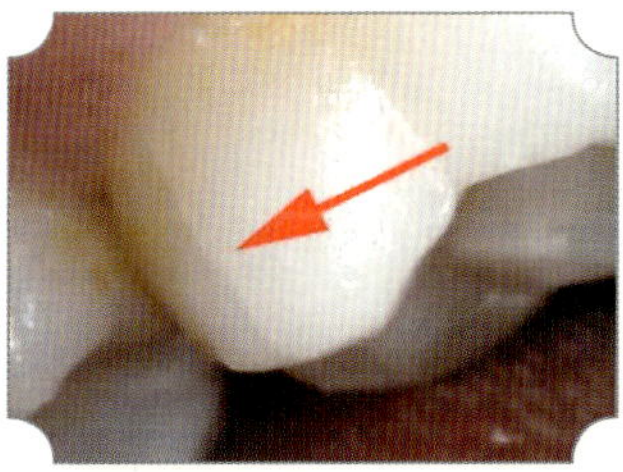

→ 저작을 시작하면 치아들은 기능운동을 하게 됩니다. 치아에 균열이 보이는 쪽은 치아의 뒷부분으로서, 저작 시 이 부위가 교합평면 쪽으로 이동하며, 기다리고 있던 하악 2대구치와 충돌했습니다.

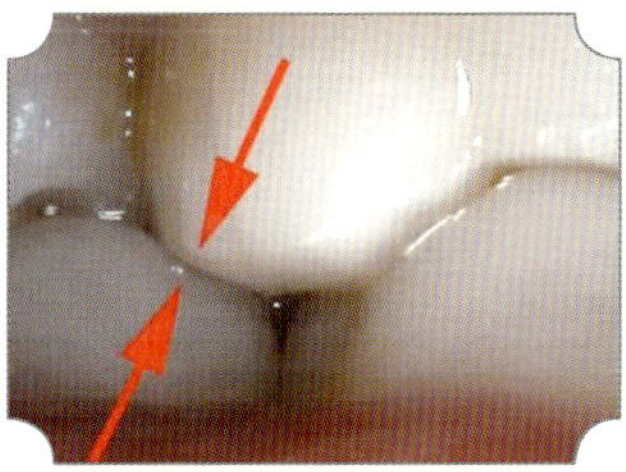

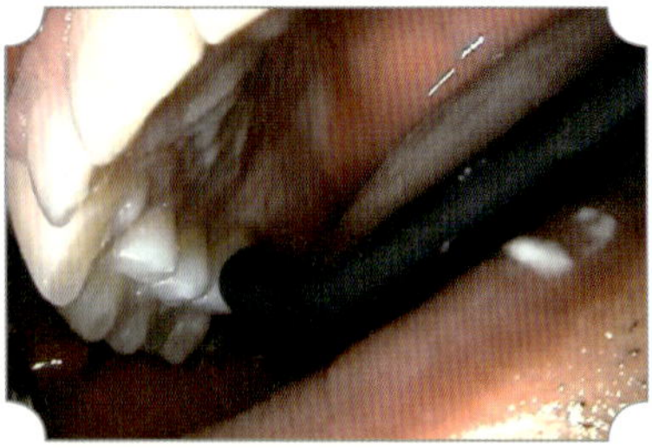

→ 치수(흔히 신경이라고 불림)의 생활력을 측정하는 장비로 검사한 결과, 생활력을 상실한 것으로 판명되었습니다.

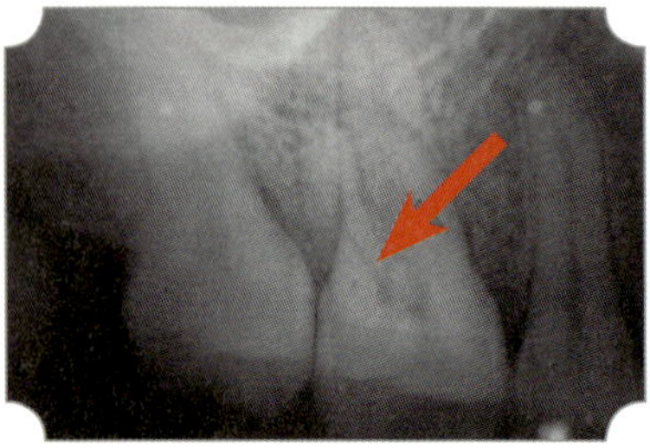

→ 더욱이 치아에 발생된 균열이 치근까지 연장된 것으로 확인되어, 치아는 유동이 없고 그다지 통증이 심하지 않았지만 발치했습니다.

→ 왼편은 통증을 호소하는 환자분의 하악 1대구치 사진이며, 몇 년 전에 충치가 발생하여 '금합금인레이'로 치료받은 상태입니다.

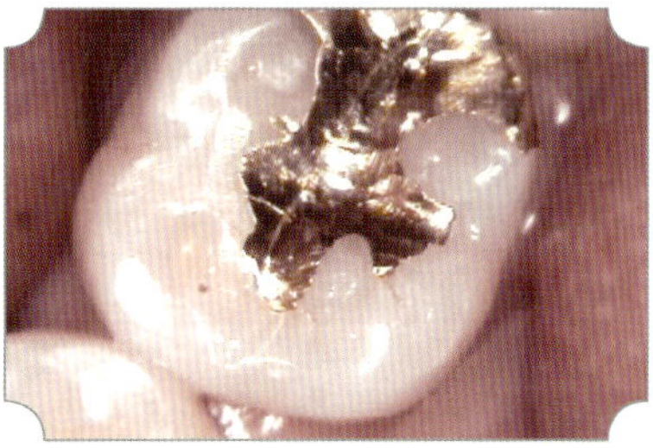

→ 초록색 화살표는 치아의 교합면에서 파인 자리를 가리키고, 파란색 화살표는 대합치와 만나서 생긴 단면을 가리킵니다.

즉 이런 자리는 대합치와 싸운 자리이며, 이로 인해 전에 인레이 치료를 받았을 것입니다.

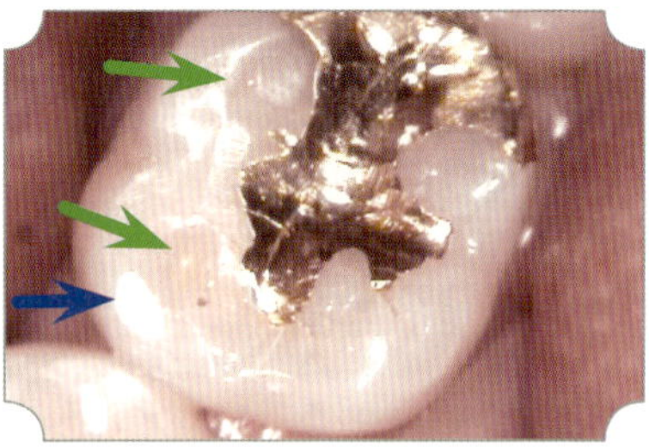

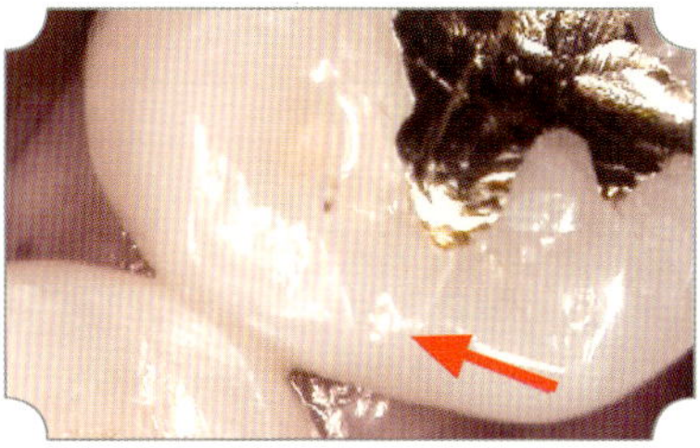

→ 자세히 보면 균열이 관찰됩니다.
'금합금인레이' 치료를 받은 후에도 이 치아는 여전히 대합치와 싸웠으며, 결국 이 부위에 균열이 발생하였고, 이 부위로 세균이 침입했으며, 결국 치수가 감염되어 괴사하였습니다.

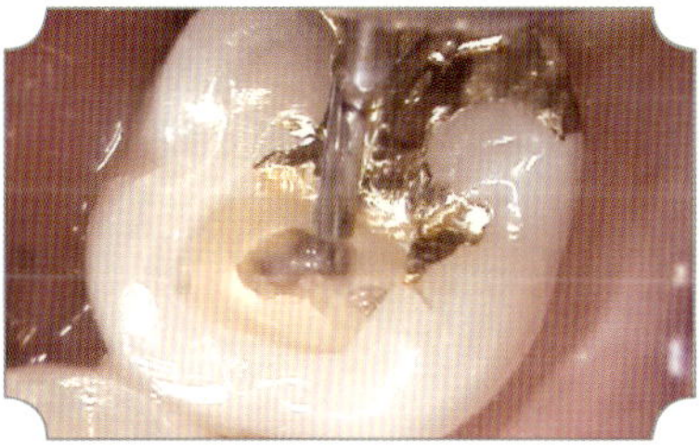

→ 근관치료할 목적으로 치수강을 개방하고 있는데, 이미 치수가 괴사되어 출혈은 보이지 않습니다.
다행히도 균열은 뿌리 쪽으로 진행되지 않아서 근관치료가 가능했지만, 만일 뿌리 쪽으로 연장되었다면 치료가 어려워졌을 것입니다.

이 치아는 예전 충치로 인해 인레이치료를 받을 당시 먼저 대합치와 더 이상 싸우지 않도록 교합안정을 위한 처치를 했더라면 치아에 균열이 생기지 않았을 수도 있습니다.

5 왜 턱관절장애가 잘 생길까?

턱관절장애를 이야기하기에 앞서 턱관절은 어떻게 만들어지는지를 살펴봅시다. 턱관절을 제외한 다른 관절을 보면 무릎관절 같은 일축성 운동을 하는 것과 어깨처럼 다축성 운동을 하는 것도 있습니다.

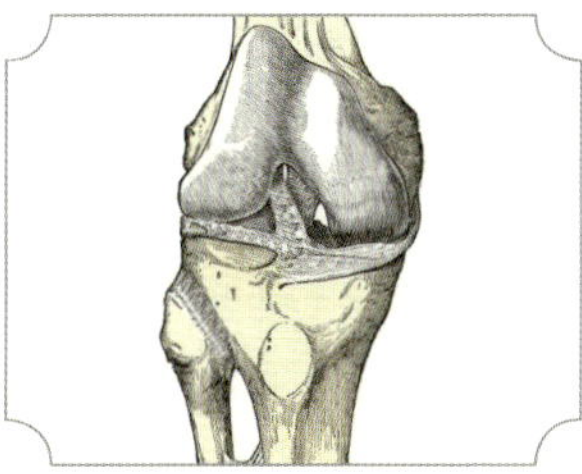

→ 무릎관절은 앞으로 걸어가기 편하게 만들어져 있으며, 따라서 한쪽 방향으로만 움직입니다.

어깨는 상완골이 위아래 앞뒤 혹은 회전 등 다축성 운동이 가능하도록 관절이 이루어져 있습니다. 턱관절은 이런 운동은 물론 관절을 이루는 뼈의 일부가 관절을 구성하는 뼈를 따라 활주까지 하는 복잡한 관절구조를 이루고 있습니다.

즉, 오른쪽으로 저작할 때 오른쪽 과두돌기는 주로 회전운동을 하는 동시에 약간 바깥쪽 그리고 약간 상방, 약간 후방으로 움직이며, 왼쪽 과두돌기는 약간 안쪽으로 이동하는 동시에 관절융기와 만나면서 내전방으로 활주하게 됩니다.

개구 시에는 접번운동을 시작하다가 양측 과두돌기가 전방 그리고 하방으로 활주를 하며, 턱을 내밀 때는 양측 과두돌기가 전방 그리고 하방으로 활주합니다.

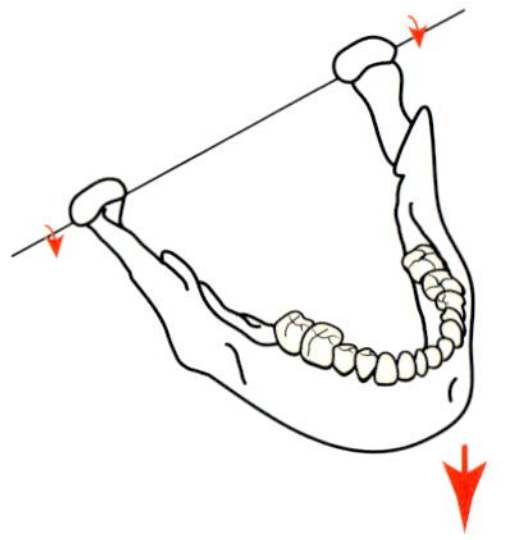

→ 입을 살짝 벌릴 때 양측 과두돌기는 주로 회전운동을 합니다. 이 상태에서 입을 보다 더 크게 벌리면 양측 과두돌기는 관절와를 떠나 활주를 시작하면서 관절융기와 기능합니다.

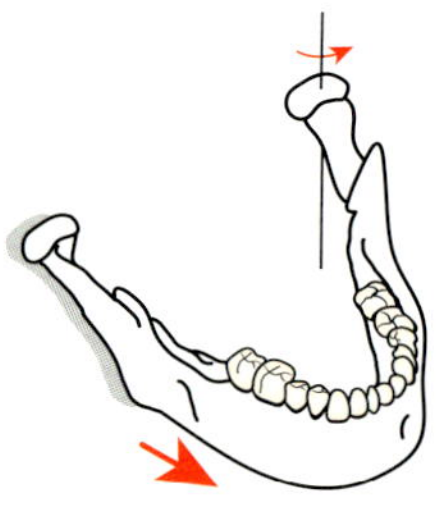

→ 아래턱이 왼편으로 움직일 때는 왼쪽 과두돌기는 회전하면서 오른쪽 과두돌기가 활주합니다.

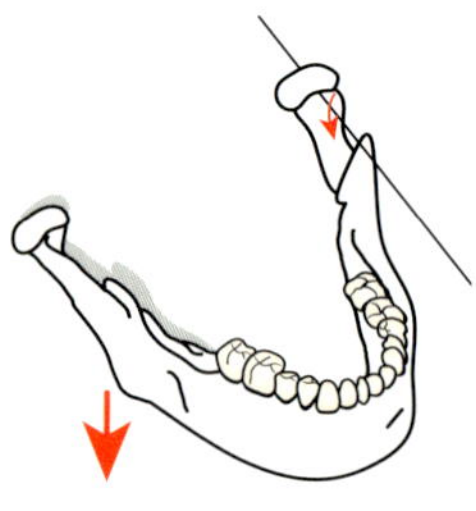

→ 아래턱이 왼편으로 움직일 때 오른쪽 과두돌기가 관절융기와 기능하면서 아래로도 내려가며, 따라서 왼편의 과두돌기는 위와는 다른 더 복잡한 회전을 나타냅니다.

귓구멍에 새끼손가락을 집어넣고 입을 벌리면 앞쪽으로 움직이는 뼈를 촉지할 수 있습니다. 이 뼈는 과두돌기라는 아래턱뼈의 일부분으로서, 턱관절을 구성하는 일부분입니다.

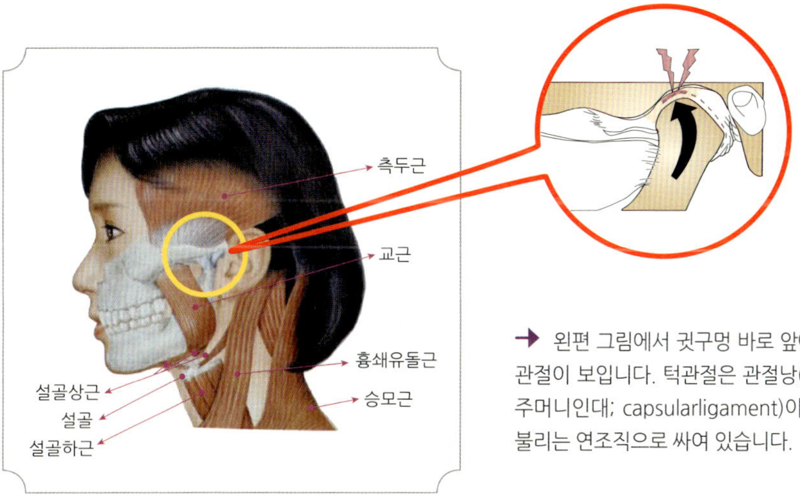

➜ 왼편 그림에서 귓구멍 바로 앞에 턱관절이 보입니다. 턱관절은 관절낭(관절주머니인대; capsularligament)이라고 불리는 연조직으로 싸여 있습니다.

디스크 앞쪽에는 디스크에 부착된 외측익돌근 상두가 보이며, 과두돌기 앞쪽과 부착된 외측익돌근 하두도 보입니다. 입을 다물고 있을 때 과두돌기는 관절와라는 오목한 부위에 위치하며, 입을 벌리면 그 부위를 떠나 관절융기 쪽으로 접근하게 됩니다.

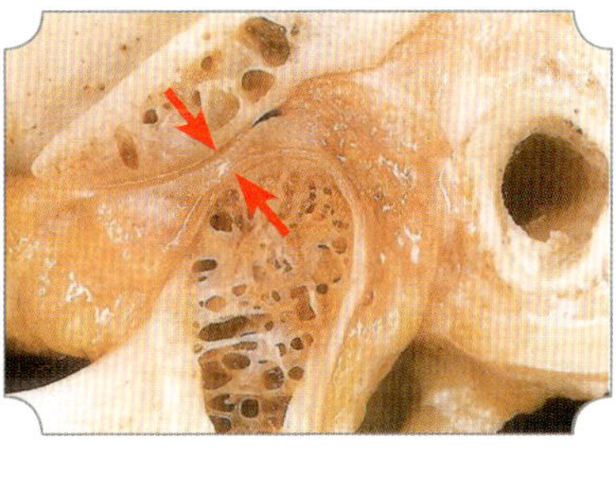

➜ 인체사진입니다. 화살표는 디스크를 가리킵니다. 디스크 위쪽으로 관절융기가 보이며, 아래쪽으로 과두돌기가 보입니다. 뒤로는 동그랗게 귓구멍이 보입니다.

외측익돌근은 두개골의 접형골에서 시작하여 과두돌기의 앞쪽 오목한 부위에 부착되어 있습니다. 이 근육이 수축하면 과두돌기가 접형골 쪽으로 이동하며 따라서 아래턱이 움직이는데, 오른쪽으로 저작할 때는 왼쪽 외측익돌근이 수축하며 아래턱을 오른쪽으로 보내게 되며, 왼쪽으로 저작할 때는 반대로 오른쪽 외측익돌근이 수축하게 됩니다. 또한 입을 벌릴 때는 양측 외측익돌근이 모두 수축합니다.

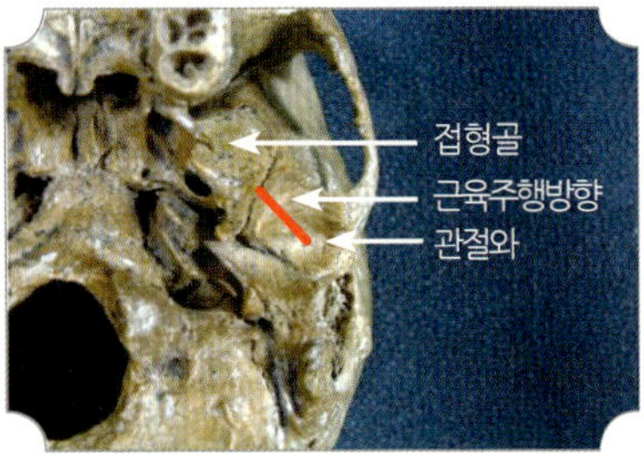

→ 뾰족하게 튀어나온 뼈가 접형골이며, 이 뼈에서 외측익돌근이 기시하여 아래턱뼈에 부착됩니다. 따라서 외측익돌근이 수축하면 과두돌기는 외측익돌근 주행방향과 일치하는 빨강선의 방향과 같이 앞쪽 그리고 안쪽으로의 움직임을 보이게 됩니다.

근섬유 하나하나의 굵기는 머리카락 두께와 비슷한 10~80마이크론인데, 이런 가느다란 근섬유들은 성장 중에 길이성장을 하며, 또한 운동 중에 굵어지는 부피성장을 하게 됩니다. 외측익돌근은 뾰족한 접형골 그리고 과두돌기의 앞쪽 오목하게 들어간 부위에 부착되어 있으며, 기능 중에 접형골과 과두돌기를 당기면 접형골 역시 부피성장이 시작되지만 과두돌기의 오목한 부위는 튀어나오는 대신 과두돌기 전체가 근육이 당기는 방향으로 끌려가게 됩니다. 근육이 뼈를 덮는 골막을 당기면 뼈는 부피팽창 성향을 띠는데, 비단 턱뼈뿐만 아니라 인체 여러 부위에서 이와 같은 현상이 나타나는데 뒤 페이지에서 소개 드립니다.

아래턱이 앞으로 움직일 때는 과두돌기가 관절융기 쪽으로 접근하면서 관절융기의 경사면을 따라 아래로 이동하면서 아래턱이 벌어집니다. 그러나 이제 막 태어난 아기의 관절융기는 거의 편평하여 과두돌기가 앞으로 움직일 때 수평운동이 가능하고, 따라서 아기로 입을 놀릴 때는 아래턱이 앞으로 수평움직임을 보입니다.

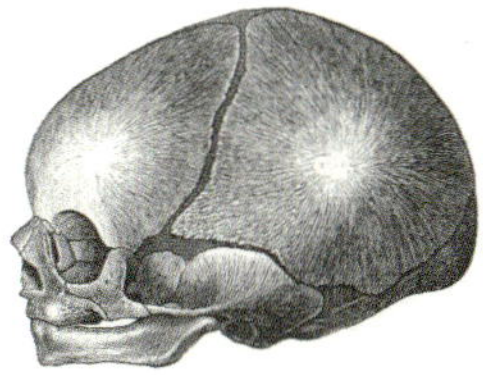

→ 이제 막 태어난 아이의 머리 그림

두개골 성장에 비해 위턱과 아래턱을 이루는 뼈는 성장이 아직 될 되어 있습니다. 턱관절 부위를 살펴보아도 위에서 소개된 관절융기라고 불리는 뼈 역시 아래로 팽융되지 못한 것이 관찰됩니다.

→ 성인의 머리 그림

두개골 성장은 물론 위 턱과 아래턱이 잘 성장했으며, 관절 부위를 살펴보면 관절융기가 아래로 잘 팽융된 것이 관찰됩니다.
이 사람은 턱이 앞으로 움직일 때 양측 과두돌기가 앞으로 움직이면서 동시에 아래로 잘 내려갈 것입니다.

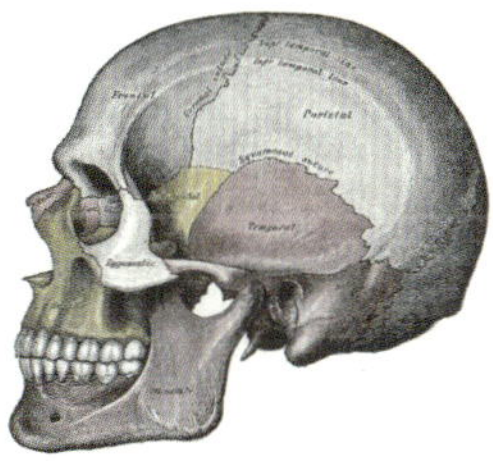

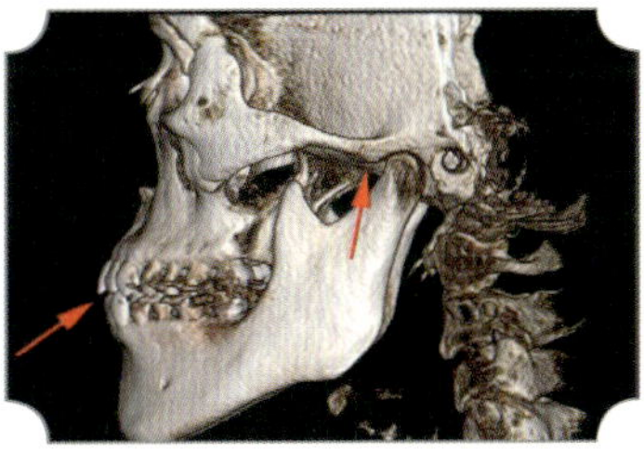

→ CT사진

관절융기가 아래로 조금밖에 팽융되지 못한 것이 관찰됩니다. 앞쪽에는 위 앞니가 아래 앞니를 덮지 못했습니다.

그러고 보니 어금니 이야기만 하고 앞니 이야기는 빠졌습니다.

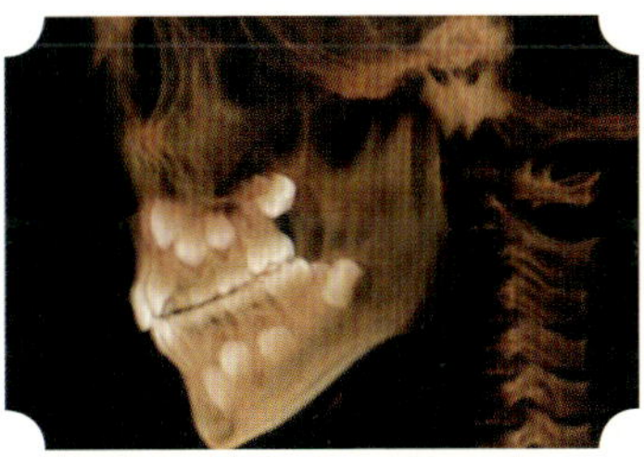

→ 7세 남자 어린이의 CT 사진

유치들이 많이 닳아서 턱이 옆으로 움직일 때 거의 수평으로 움직이는 교합상태입니다. 뒤쪽으로 새로 맹출한 영구치인 상악 하악 1대구치들이 교합하고 있는데, 이런 교합상태에서는 이 치아들의 뾰족한 교두가 강제로 닳는 과정에서 치아가 잘 썩게 됩니다.

→ 어린이를 앞에서 본 CT사진

영구치인 상악 중절치가 하악 중절치를 조금밖에 피개하지 못하고 있습니다.
많이 피개했더라면 턱이 옆으로 움직이거나 앞으로 움직일 때 이 치아들이 닿아서 아래턱을 많이 벌리도록 했을 텐데 왜 이럴까요? 턱이 앞이나 옆보다 수평으로 움직이려는 성향이 크기 때문입니다.

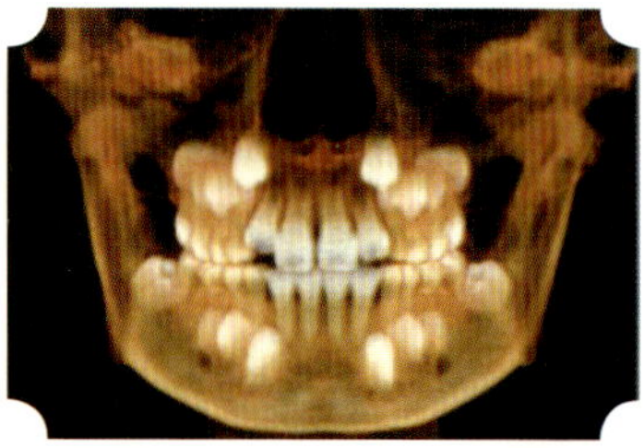

→ 위 어린이(7세)의 관절융기는 나이에 비해 보면 제법 아래로 잘 팽융되었습니다.

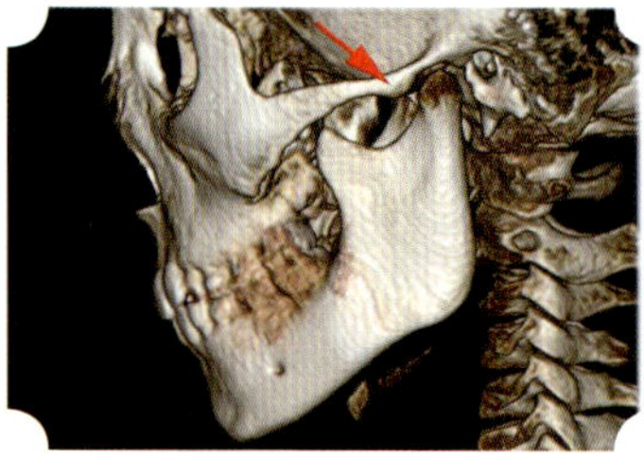

이 어린이가 치과에 내원하여 사진을 찍게 된 동기는 이갈이 때문이었습니다. 턱이 옆으로 움직이는 중에 위아래 유구치들과 영구치들이 접촉하여 교근의 긴장을 초래했습니다. 그 결과 하악과두가 관절와를 떠나 관절융기에 가까워지면서 서로 관절기능을 수행하는 중에 과두돌기가 관절융기와 보다 세게 접촉하였고, 결국 성장 중인 과두돌기에 문제가 발생하였습니다.

★

성장 중에 입 속에 담겨 있는 혀라는 근육이 성장하면서 위턱과 아래턱을 밀게 되는데, 이때 하악골은 전방으로 밀려나가면서 과두 부위에 음압의 작용으로 인해 과두의 성장도 일어납니다. 그러나 이갈이 등으로 인해 압력이 가해지면 과두의 성장장애가 나타납니다.

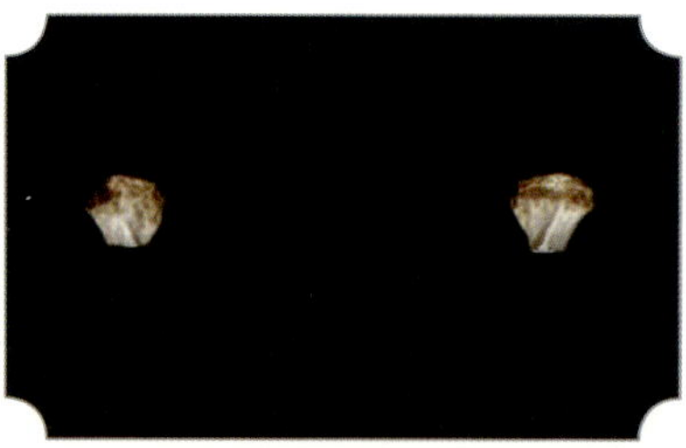

→ 위 어린이의 과두돌기 사진

정상적인 형태는 사진 상에서 비교적 하얗게 보이면서 그 동그란 형태를 보여야 합니다. 그러나 사진에서 보면 과두의 양측이 서로 닳아서 뾰족한 모양으로 바뀌었습니다.

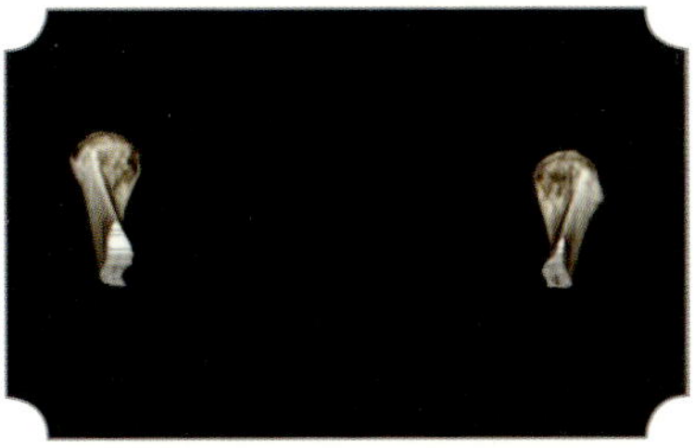

→ 턱에서 단지 소리가 나는 이유로 걱정되어 내원한 16세 여자어린이 CT사진

앞에서 관찰했을 때 과두의 형태가 동그란 것을 볼 수 있으며, 그 부위가 위 사진에 비해 보다 하얗게 보입니다.

→ 상악 중절치와 측절치, 그리고 상악 양측 견치들이 하악치아들을 잘 피개하고 있으며, 따라서 아래턱이 앞으로 움직일 때와 아래턱이 옆으로 움직일 때 양측 어금니들은 대합치와 닿지 않는 것을 알 수 있습니다.

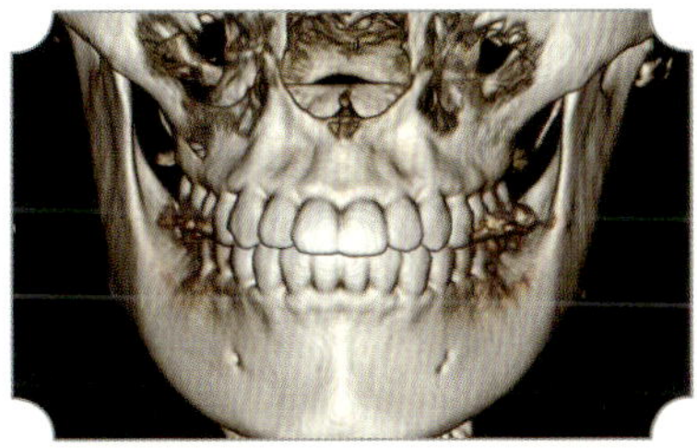

→ 관절융기도 아래로 제법 팽융되어 있습니다.

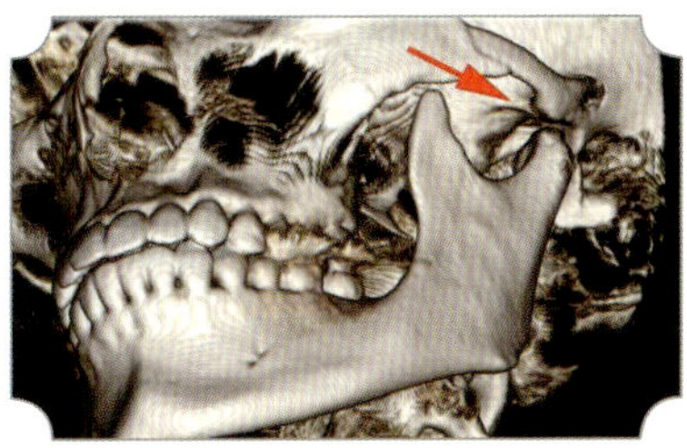

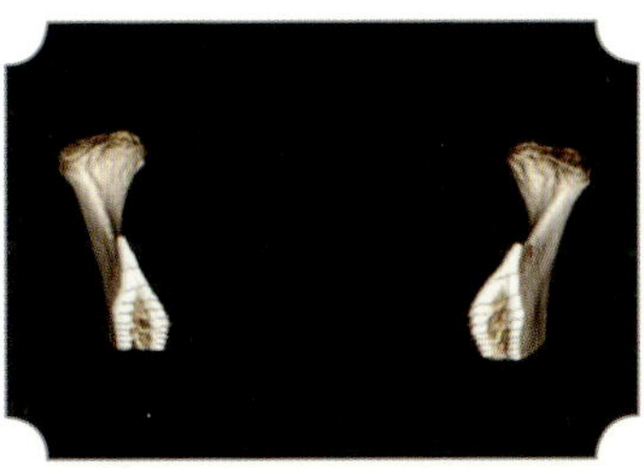

→ 양측 과두돌기가 모두 닳아 있는 40대 여자환자분의 CT 사진입니다.

위면이 검게 보이는데 지금도 센 교합력이 이 부위를 자극하여 뼈가 약해진 상태를 뜻합니다.

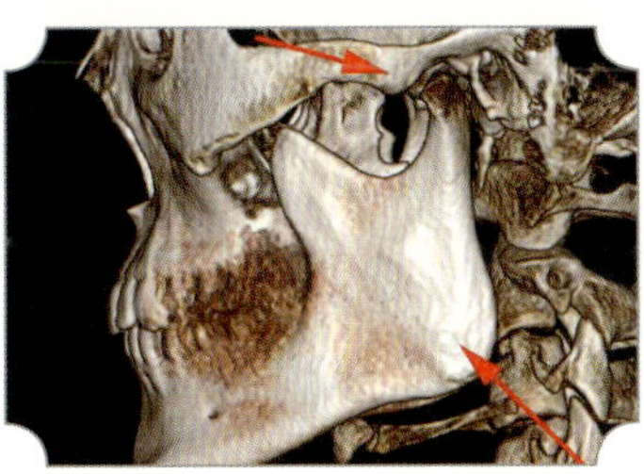

→ 관절융기는 잘 발달된 상태입니다만 교근의 활발한 운동으로 인해 하악우각 부위도 잘 발달하였습니다.

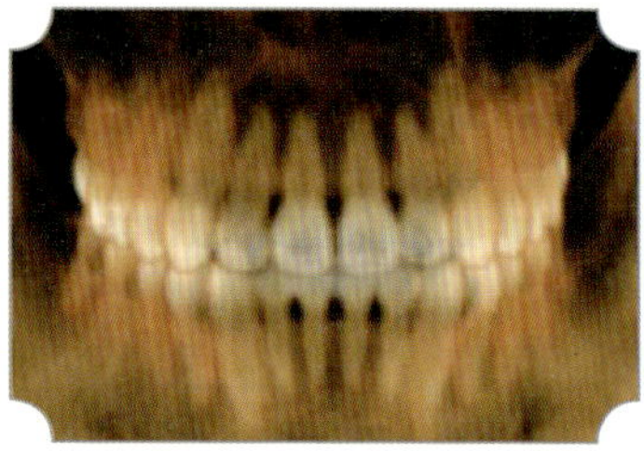

→ 위 앞니가 아래 앞니를 잘 덮고 있으며, 따라서 바로 위 사진에서도 보이듯이 관절융기도 잘 발달하였습니다.

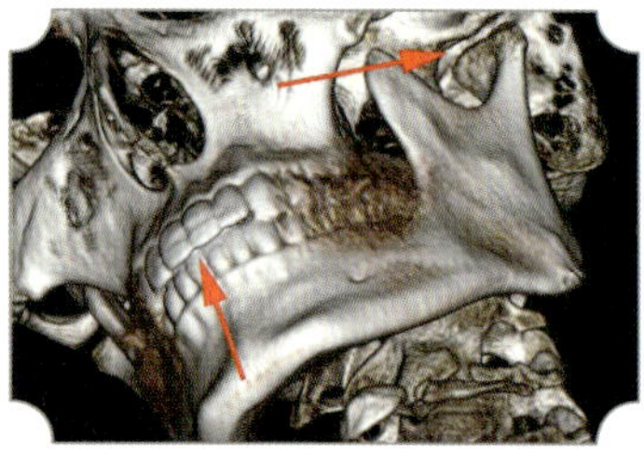

→ 하악골이 옆으로 움직이는 중에 어금니들이 닿았으며, 그 결과 교근의 긴장으로 인해 과두돌기가 망가졌고 교근은 반대로 심하게 발달한 상태입니다.

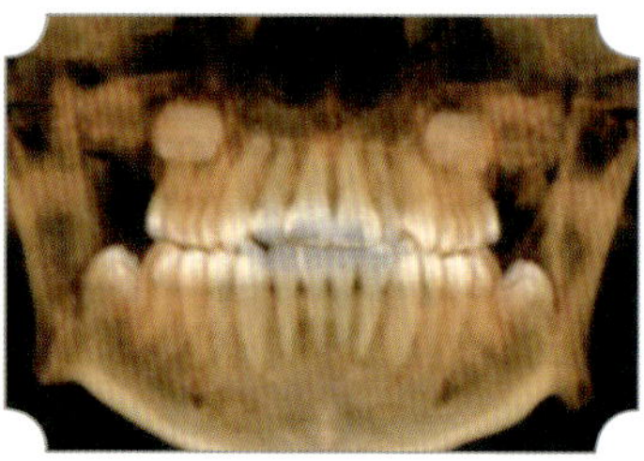

→ **위 앞니가 아래 앞니를 조금밖에 덮지 못하는 10대 후반 여자환자의 CT 사진입니다.**

정상적인 형태는 사진 상에서 비교적 하얗게 보이면서 그 동그란 형태를 보여야 합니다. 그러나 사진에서 보면 과두의 양측이 서로 닳아서 뾰족한 모양으로 바뀌었습니다.

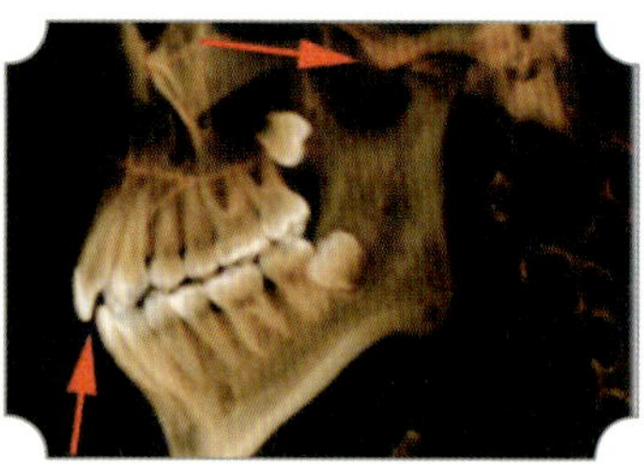

→ 위 앞니가 아래 앞니와 떨어져 있으며, 관절융기로 아래로 조금만 팽융된 것이 보입니다.

과두돌기의 형태가 이상하지 않으십니까? 다른 영상으로 확인해 보겠습니다.

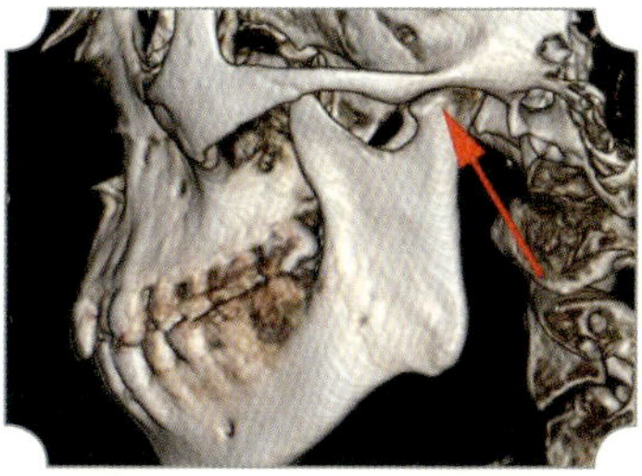

➜ 과두가 심하게 닳아 있는 형태로 관찰됩니다.

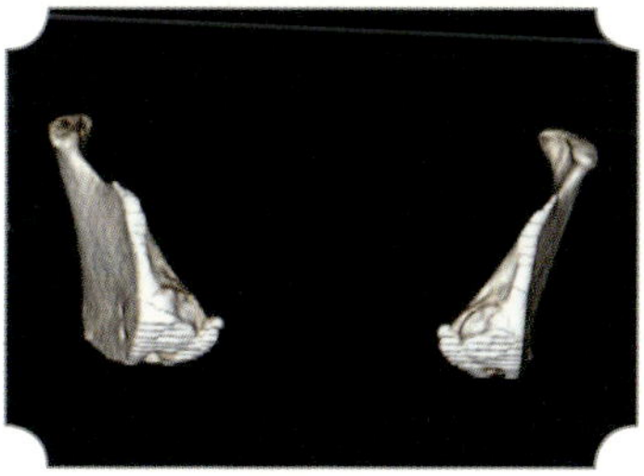

➜ 과두돌기만 살펴보았습니다. 양측 모두 심하게 닳은 것이 보입니다.

왜 이처럼 닳았을까요? 상악절치나 견치가 하악치아들을 잘 피개한다면 턱이 옆으로 움직이는 중에 교근이 긴장하지 못하게 되어 과두돌기는 관절융기와 충돌하지 못했겠지만 앞니들이 제대로 기능을 못 했습니다.

음식물을 왼쪽으로 씹을 때는 아래턱이 파란색 화살표 방향으로 움직이며, 이때 노란색 화살표가 가리키는 부위의 위아래 어금니들은 서로 닿아서는 안 됩니다. 만일 닿게 되면 교근이 긴장하면서 턱을 강하게 들어올리고, 관절와를 떠나 관절융기와 기능하는 과두돌기에도 센 힘이 작용하여 닳게 됩니다.

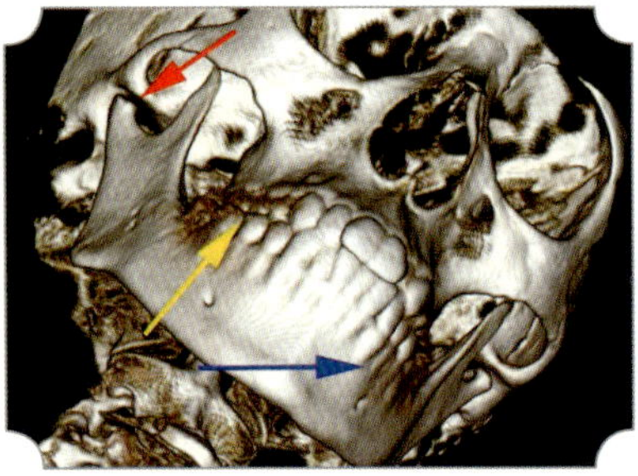

→ 음식물을 왼쪽으로 씹을 때는 아래턱이 파란색 화살표 방향으로 움직이며, 이때 노란색 화살표가 가리키는 부위의 위아래 어금니들은 서로 닿아서는 안 됩니다. 만일 닿게 되면 교근이 긴장하면서 턱을 강하게 들어올리고, 관절와를 떠나 관절융기와 기능하는 과두돌기에도 센 힘이 작용하여 닳게 됩니다.

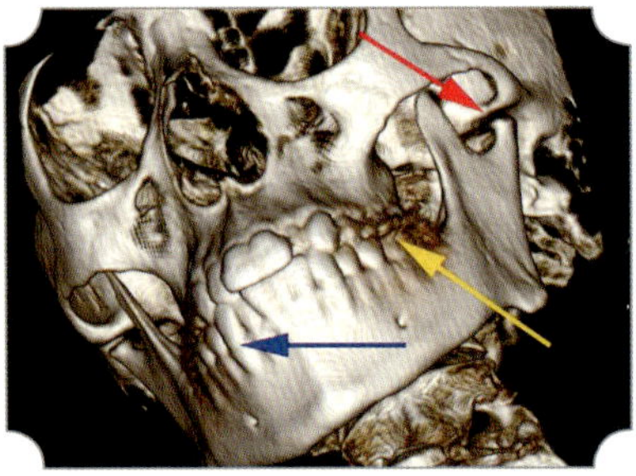

→ 왼쪽 모습

턱이 오른편으로 움직일 때 왼편 위아래 어금니들이 닿아서 오른편의 교근이 긴장했으며, 관절와를 떠나 관절융기와 기능하는 과두돌기에 센 힘이 작용하여 달려나갔습니다.

11. 턱에서 소리는 왜 날까요?

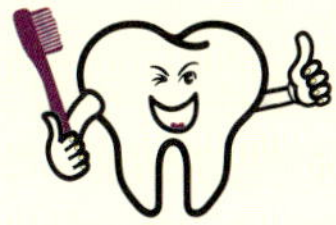

손가락 마디를 다른 손으로 힘을 주어 누르면 뚝 소리가 납니다. 손가락의 뼈와 관절은 손가락뼈 주위에 있는 근육에 의해 그 형태가 결정됩니다.

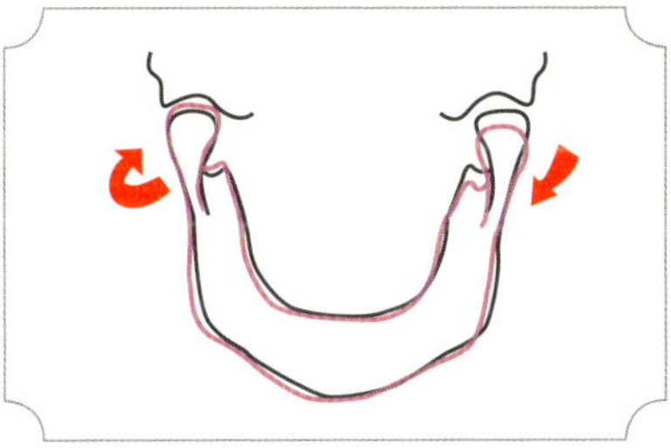

→ 아래턱이 오른쪽으로 움직이는 것을 보이고 있습니다. 파란색 선은 입을 다물 때의 모습이고, 빨간색 선은 움직인 후의 모습입니다. 오른쪽으로 움직일 때 오른쪽 과두돌기는 약간 위쪽 약간 바깥쪽으로 움직이며, 그림에서는 보이지 않지만 약간 뒤쪽으로도 움직입니다.

손을 귓구멍 앞쪽에 댄 다음, 아래턱을 오른쪽으로 움직여 보세요. 움직이는 턱뼈를 느낄 수 있습니다.

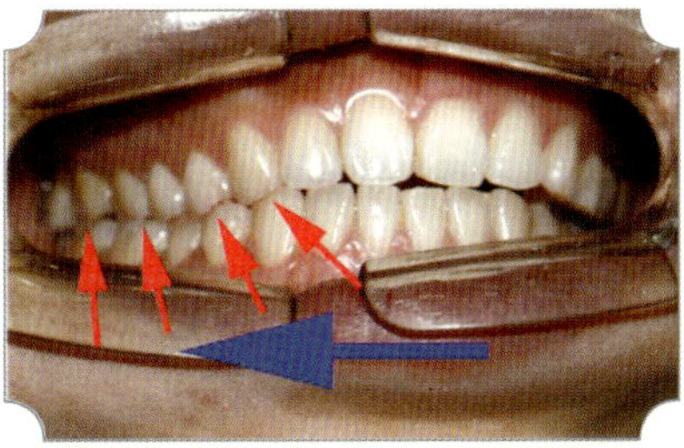

→ 아래턱이 오른쪽으로 움직이는 상태에서 오른쪽 위아래 어금니들이 접촉하면 힘이 좋은 교근이 긴장하여 치아들을 세게 물리게 할 뿐만 아니라, 턱을 들어올려서 아래턱과 머리뼈가 서로 충돌하게 만듭니다.

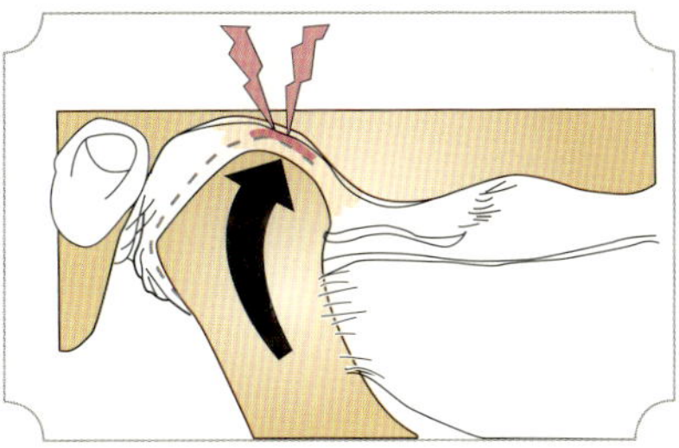

→ 머리뼈와 아래턱뼈 사이에는 디스크가 있으며, 이 디스크는 힘을 받아서 이탈하며 소리를 내게 됩니다.

왼쪽을 다시 살펴볼까요?

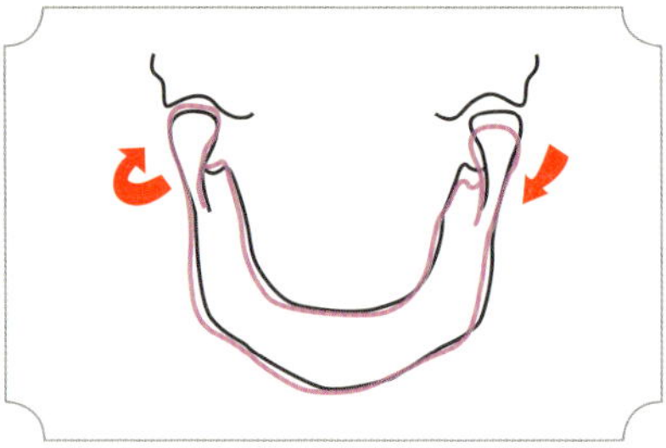

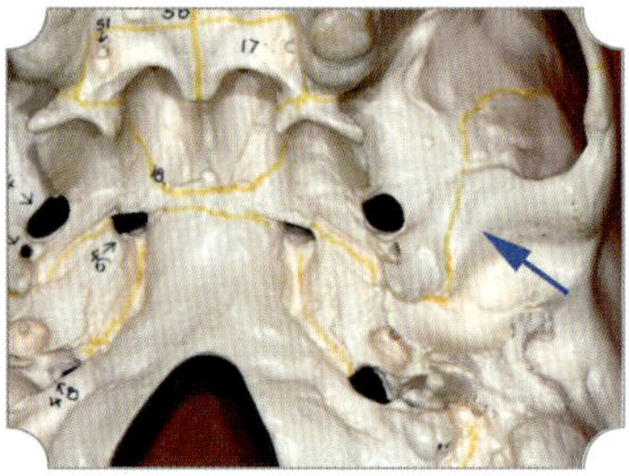

턱이 오른쪽으로 움직일 때 왼쪽 아래턱뼈는 관절와를 떠나 활주를 시작하는데, 머리뼈의 관절융기와 관절을 이루며, 관절융기의 앞쪽 그리고 안쪽과 기능하게 됩니다.

바람직하지 못한 상태에서는 치아의 교합면뿐만 아니라 치아의 인접면이 닳게 되어 치아들이 앞쪽 그리고 혀 쪽으로 기울고 치아 뒤쪽이 들리는데, 왼편 사진에서 교합평면으로 들린 부위를 빨간색 화살표로 가리켰습니다.

아래턱이 오른쪽으로 움직일 때는 왼쪽 위아래 어금니들은 서로 닿아서는 안 되는데, 마침 이 들린 부위가 대합치와 여전히 닿게 되면 왼편의 교근이라는 힘이 센 근육이 긴장하여 턱을 들어올리게 됩니다.

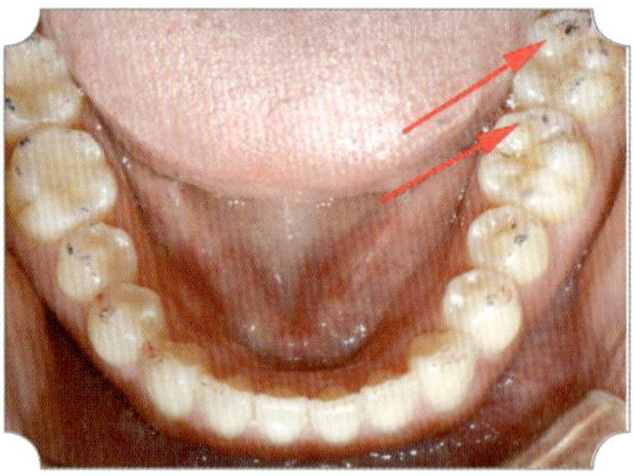

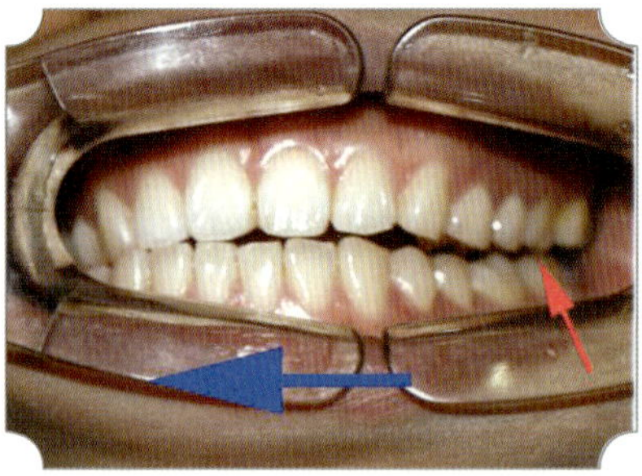

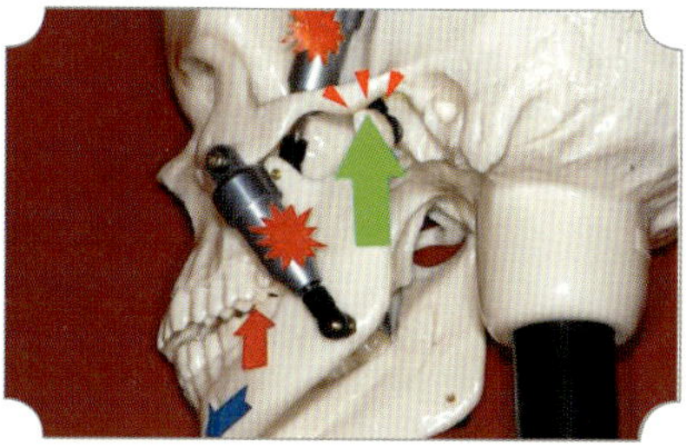

➜ 교근이 긴장하여 아래턱을 들어올리면, 활주 중인 과두돌기는 관절융기와 충돌합니다(초록색 화살표). 충돌할 때 디스크는 대개 앞쪽으로 이탈되며, 이때 소리가 나게 됩니다.

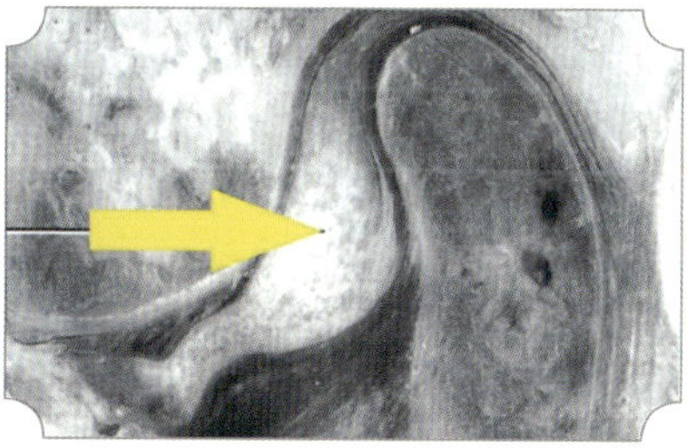

➜ 노란색 화살표는 앞쪽으로 이탈된 디스크를 가리킵니다. 이런 상태에서는 과두돌기가 디스크에 걸려 움직임이 제한되며, 따라서 아래턱이 벌어지지 않게 됩니다.

근육은 변화하지 않는 일정한 정보를 뼈와 관절에 주기 때문에 우리는 변화하지 않는 손가락을 가질 수 있고, 손가락도 늘 손바닥 쪽으로 구부러지며 이렇게 손바닥 쪽으로 구부러지는 손가락을 못마땅하게 생각하지 않고 잘 사용합니다. 손등 쪽으로 구부러진다면 오히려 이상하다고 합니다.

턱관절(턱관절)의 형태는 근육이 주는 정보 외에 치아가 주는 정보에 의해 그 형태가 결정됩니다. 즉, 태어날 때 이미 유전자의 정보에 의해 이러이러한 형태로 성장 발육할 것이다가 아니고, 턱관절은 치아의 형태, 교합양태, 저작습관, 근육 정보를 수용하여 치아와 잘 조화되고 또한 근육과 잘 조화되는 형태를 갖추게 됩니다.

결국 치아와 근육 턱관절 이 세 요소는 서로 한마음이 되어 일을 하는 커다란 하나의 기관이라고 할 수 있습니다. 하지만, 치아의 정보가 갑작스럽게 변하면 턱관절은 치아가 주는 정보를 수용하지 못하여 조화가 깨지며, 턱관절장애가 나타나면서 근육에도 이상이 나타납니다.

근육에 먼저 문제가 발생해도 이로 인해 턱관절이나 치아는 영향을 받지만, 근육 · 턱관절 · 치아의 세 요소 중 가장 변화를 잘 겪는 것은 치아입니다. 따라서 대개 턱관절장애는 치아에 문제가 있는 경우가 대부분이라고 해도 과언이 아닙니다.

▩ 치아가 문제가 되는 경우를 따져보면 다음과 같습니다.

- ☑ 턱이 앞으로 움직일 때는 앞니만 닿아야 하는데, 어금니가 같이 닿습니다. 잘 지내다가도 사랑니로 인해 갑자기 문제가 발생하기도 합니다.
- ☑ 턱이 옆으로 움직일 때, 일하는 쪽(턱이 움직이는 쪽) 송곳니만 닿아야 하는데 반대쪽 치아가 같이 닿습니다. 이때도 사랑니로 인해 갑자기 문제가 되기도 하며, 사랑니를 뽑으면 증상이 사라집니다.
- ☑ 턱이 옆으로 움직일 때 송곳니만 닿아야 하는데, 송곳니 뒤에 있는 어금니가 같이 닿으며, 심한 경우 송곳니가 안 닿고 어금니만 닿습니다.
- ☑ 송곳니가 일을 한 흔적(송곳니의 끝이 닳아 있음)이 있는데, 턱이 옆으로 움직일 때 송곳니는 닿지 않고, 그 뒤쪽 어금니만 닿는 경우가 있습니다. 즉 어금니가 앞으로 넘어지면서 뒤쪽이 들리게 되고, 들린 부위로 인해 송곳니가 닿지 못하게 된 것입니다. 이런 상태가 계속되면, 어금니가 흔들리고 때로는 찬물에 시리고 잘 깨지며 치아와 치아 사이에 음식이 잘 낍니다.

왼쪽 턱관절에 이상이 생기면, 왼쪽 턱뼈의 전방운동이 부자연스럽게 됩니다. 오른쪽에 음식이 있을 경우 턱이 오른쪽으로 움직이는데, 이때 잘 관찰해 보면 오른쪽 턱뼈는 거의 움직이지 않지만, 왼쪽 턱뼈는 전방으로 움직이는 것을 알 수 있습니다. 만약 왼쪽 관절에 이상이 생기면 왼쪽 턱뼈가 앞으로 움직이지 못하며 따라서 오른쪽으로 음식물을 씹기가 힘들게 되어 왼쪽으로만 씹는 습관이 생기기도 합니다. 참고로, 왼쪽의 음식물을 씹는 근육이 아프면 오른쪽으로 저작하는 습관이 생깁니다.

턱에서 '탁' 하고 나는 소리를 영어로는 click sound라고 하며 더 크게 나면 popping sound라고 합니다. 미국의 어떤 사람은 멀리서도 이 소리가 들릴 정도로 크게 나서 병원에 가서 진찰을 해본 결과, 병이 아닌 것으로 판명된 경우도 있습니다. 우리나라에서는 턱관절잡음이라고 불리며, 원래 소리가 없던 사람이 나면 일단 진단을 받아 보는 것이 좋습니다.

▧ 만일 턱관절에 문제가 있는 경우 교합과 관련되는 경우가 큰 비중을 차지하며, 증상을 살펴보면 다음과 같습니다.

- ☑ 소리가 나기 시작합니다(입을 벌릴 때, 혹은 다물 때, 아니면 동시에 납니다.).
- ☑ 어느 날 갑자기 턱이 벌어지지 않습니다. 턱은 벌어지지만 턱관절이 아프고, 턱을 벌릴 때 옆으로 약간 비틀어야 벌어집니다.
- ☑ 입을 많이 벌릴 수가 없습니다.
- ☑ 턱에서 '지그륵 지그륵' 소리가 납니다.
- ☑ 위아래 어금니가 제대로 물리지 않습니다.
- ☑ 한쪽으로만 씹는 버릇이 있거나, 아니면 생겼습니다.

위 증상은 교합과 관련되어 나타나는 대표적인 증상입니다. 또한 이 악물기, 이 갈이 같은 버릇이 이미 있었거나, 나중에 생길 수도 있습니다.

기타 원인으로는 심리적인 불안, 스트레스, 약물관계 등을 생각할 수 있습니다. 최근에 보철치료를 받은 경우에서도 이런 문제가 발생하는 사례가 있으며, 더 진행되면 더 악화되기도 하므로 되도록 빨리 치과에 가셔야 합니다.

12. 앞니 중에서 절치는 어떤 일을 할까요?

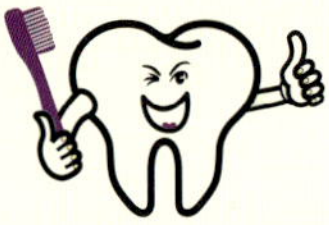

턱에 대한 이야기는 잠시 접어두고 이제 절치를 살펴보겠습니다. 절치는 중절치 · 측절치가 있으며 견치와 같이 앞니라고 합니다. 중절치는 치아들 중 가장 뾰족하며, 측절치와 더불어 음식물을 절단하여 부피를 줄여서 어금니가 음식물을 저작하기 용이한 형태로 바꾸는 역할을 담당합니다. 그 외에도 발음에도 큰 영향을 주며, 입술이 절치를 미는 힘을 송곳니에 전달하여 저작 시 구치가 송곳니를 밀 때의 힘을 상쇄시키기도 합니다. 또한 하악이 앞으로 이동할 때 위아래 어금니들이 닿지 못하게 하여 어금니들을 보호하고, 어금니가 닿지 않음으로써 교근이 긴장하지 못하는 효과로 인해 자신을 스스로 보호합니다. 특히 성장 중에 상절치가 하절치를 피개하는 교합조건으로 인해 관절융기가 아래로 팽윤되며, 따라서 턱 관절이 제기능을 원만히 수행할 수 있는 형태를 이룩하도록 하는데 교합은 지대한 영향을 줍니다. 절치가 어떻게 턱관절의 형성에 영향을 줄까요? 막 태어난 아기는 치아가 없으며 생후 6개월이 지나야만 비로소 앞니가 나오기 시작하는데 이때부터 어떤 일들이 생기는지 하나씩 따져보겠습니다.

★

엄마와 아빠가 만나서 수정이 이루어진 후 6주가 지나면서 치아싹이 만들어집니다. 그리고 생후 6개월째 유치가 처음 맹출하며, 생후 6년째 영구치가 처음 맹출합니다.

엄마 뱃속을 나온 아기는 치아는 없지만 볼살이 잘 발달되어 있어서 아래턱은 근육에 의해 제자리를 잘 지킬 수 있습니다. 배가 고파 오면 입 속에 침이 분비되면서 아래턱의 움직임이 시작되는데, 아직 치아가 없는 이유로 아래턱은 수평 전방운동이 가능해집니다. 아래턱은 전후방으로 움직이며 젖꼭지를 누르는 동시에 잡아당기고 혀는 젖꼭지를 누르면서 보다 효과적으로 젖을 빨며, 아울러 젖꼭지를 물게 되면서 위아래 잇몸이 서로 떨어지게 되는데, 이런 공간을 혀가 밀면서 폐쇄시키고 따라서 삼키는 행위가 가능해집니다. 이런 유아성 연하행위는 유절치가 맹출하는 생후 6개월째부터 12개월에 걸쳐 체성 연하로 바뀌게 됩니다.

13. 유치의 이름을 알아봅시다.

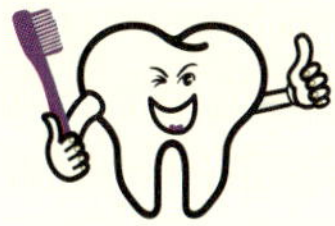

번호가 보이시죠?

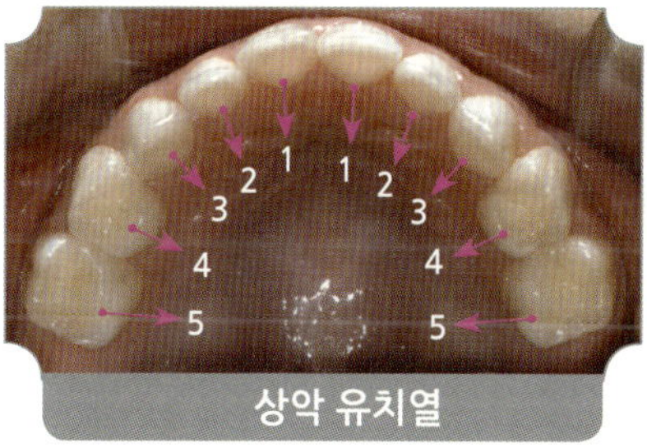

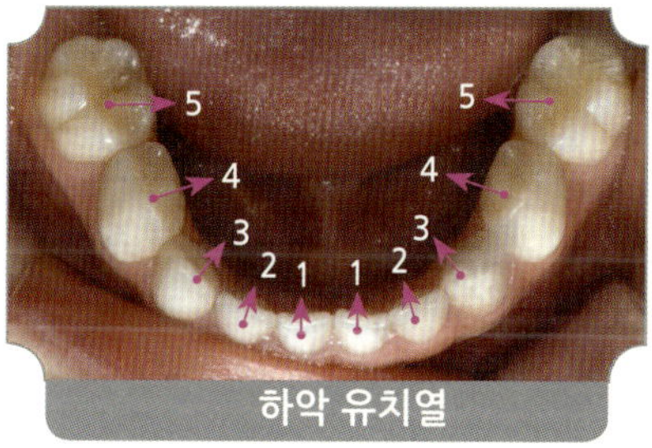

1번 - 유중절치 / **2번** 유측절치 / **3번** 유견치 / **4번** 제1유구치 / **5번** 제2유구치

상악 2유구치는 만 2세 때 맹출하며, 1년이 지난 만 3세 때 위아래 유치들이 서로 교합하여 제대로 일을 시작합니다. 이런 상태로 만 6세 때 영구치인 제1대구치가 맹출하기 전까지를 유치열기라고 합니다.

맹출하는 시기는 대략 다음과 같습니다.

- 상악 유중절치 : 생후7.5개월
- 상악 유측절치 : 9개월
- 상악 유견치 : 18개월
- 상악 1유구치 : 14개월
- 상악 2유구치 : 24개월
- 하악 유중절치 : 6개월
- 하악 유측절치 : 7개월
- 하악 유견치 : 16개월
- 하악 1유구치 : 12개월
- 하악 2유구치 : 20개월

여기서 잠깐 유치들의 중요성을 살펴보겠습니다.

유치는 성장기를 책임지고 있는 치아입니다. 음식물을 잘 분쇄하여 소화를 잘되게 하고 충분한 영양공급이 가능하게 하여 정상적인 성장에 도움을 주며 또한 위턱뼈와 아래턱뼈의 정상성장에 관여하고 있습니다. 유치는 나중에 나게 될 영구치를 돕는 기능을 합니다. 영구치가 났는데 유치가 다 썩고 없다면 그 영구치는 많은 일을 하게 되어 쉽게 망가집니다. 유치의 앞니가 있음으로 해서 발음을 정확하게 하도록 합니다. 유치의 앞니가 썩어서 짧아진다든지, 아니면 빠진 경우 발음이 부정확하게 될 수 있습니다. 또한 유치가 건강함으로 인해 정신적으로 안정을 줍니다. 인성이 완성되는 시기에 앞니가 빠졌다든지 썩어서 보기 싫은 경우 소극적이 될 수 있습니다. 유치는 나중에 올라오게 될 영구치에게 물려줄 자리를 확보하고 있습니다. 만약 치아교환 시기보다 일찍 빠지면, 뒤쪽에 있는 치아들이 빠진 자리로 쏠리게 되며, 올라오는 영구치는 자리가 모자라서 맹출이 덜 되거나 옆쪽으로 나게 되어 교합이 불량하게 됩니다. 유치가 정상적인 탈락시기까지 견디기 위해서는 유치열의 상태도 바람직해야 하며, 이런 바람직한 교합상태는 성장기 턱관절의 바람직한 형태를 약속할 수 있습니다. 다시 생후 6개월째인 아기를 살펴보겠습니다. 아기가 젖을 빨 때 혀가 위턱과 아래턱을 정상적으로 밀고 있다면, 성장 중인 혀와 잘 어울리는 상악과 하악의 성장을 기대할 수 있습니다. 아기는 철 · 구리 등의 영양소를 여분으로 지닌 채 출생하지만, 생후 5~6개월이 지나면서 소진되며, 따라서 젖만으로는 부족한 영양소를 식사에서 보충할 필요가 있습니다. 모유는 생후 5~6개월이 경과하면 단백질 · 철분 · 비타민 등의 영양소가 감소하고, 수분이 많아져 영아의 영양보충이 부족해지며 고형식품으로 에너지를 보충해야 하는데, 아기가 7Kg이 되는 5~6개월에 이유식을 실시하는 것이 바람직합니다. 이유시기부터는 '유아성 연하[1]'에서 '체성 연하[2]'로 연하 시 혀의 자세가 바뀌며, 따라서 침을 삼킬 때 혀는 보다 입천장 쪽으로 이동하게 됩니다.

그러나 만일 유아성 연하가 지속된다면 어떤 일이 생길까요?

---

1 유아성 연하 _ 침을 삼킬 때 혀끝으로 앞니를 밀면서 음식을 삼키는 상태

2 체성 연하 _ 침을 삼킬 때 혀끝은 입천장 앞쪽 약간 볼록한 부위를 밀면서 음식을 삼키는 상태

14. 혀에 대해 알아봅시다.

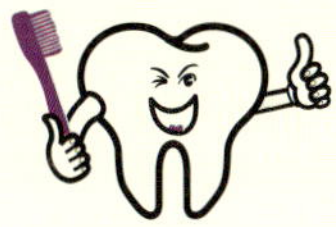

어떻게 이런 일이 생길 수 있는지 궁금하시죠? 혀에 대해 잠깐 살펴보겠습니다.

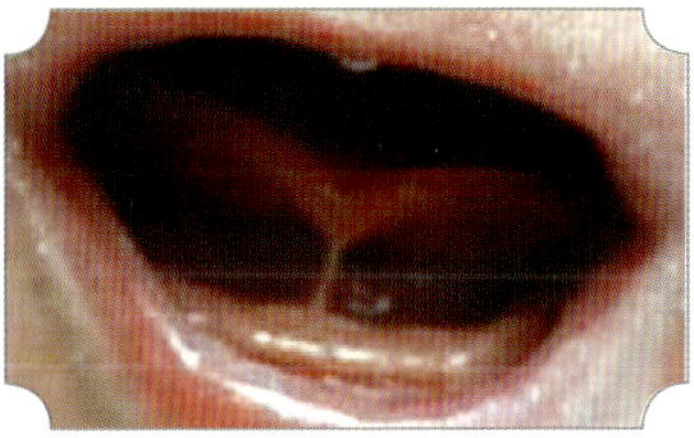

→ 치아가 아직 나지 않은 아기의 구강 내 사진

혀끈이 짧죠? 이대로 방치하면 어떻게 될까요? 과연 위턱은 제대로 성장할 수 있을까요? 짧은 혀끈으로 인해 유아성 연하가 성인이 되어도 지속될 수 있습니다.

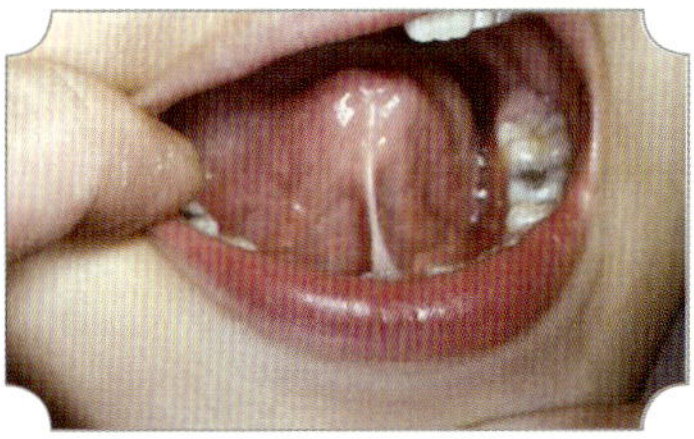

→ 7세 남자 어린이의 구강 내 사진

입을 크게 벌린 채로 혀를 위로 최대한 올린 상태의 사진입니다.

아래 짧은 혀끈이 혀가 위로 올라가는 것을 꼭 붙잡고 있습니다. 혀짧은 소리 때문에 친구에게 놀림을 받을 수도 있습니다.

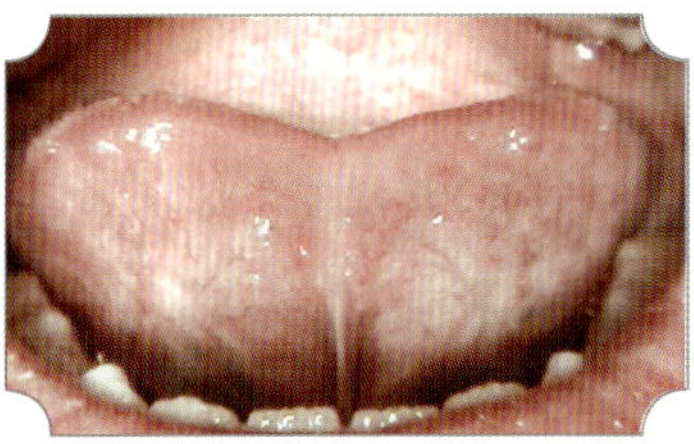

→ 성인의 혀 사진

짧은 혀끈이 혀의 앞쪽까지 잡고 있을 경우, 혀를 내밀거나 위로 들어올리면 왼편 사진처럼 혀의 형태가 변합니다.

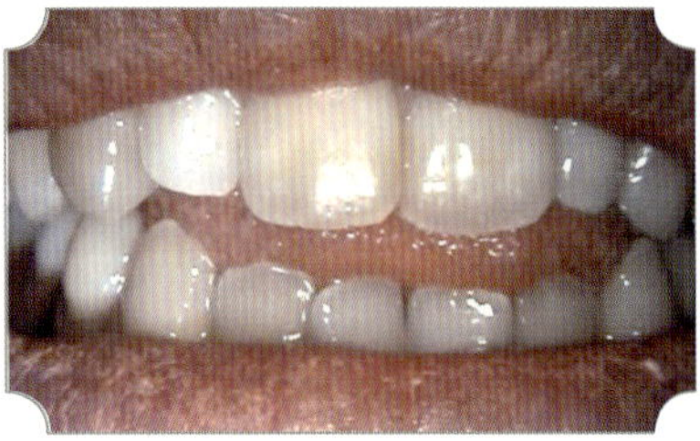

→ 연하할 때 혀가 위 앞니와 아래 앞니 사이로 새어나오는 유아성 연하를 보이며, 위 앞니가 아래 앞니를 덮는 것을 방해하고 있습니다.

이런 교합상태에서는 아래턱이 앞으로 움직일 때 양쪽 어금니들이 닿으면서 교근이 긴장하게 됩니다. 혀는 태령 4주째 만들어지기 시작하여 9주째 완성됩니다.

만일 혀끈이 짧다면? 입천장을 만들기 위해 성장 중인 구개돌기가 제대로 들어올려지지 않는 이유로 입천장이 낮게 만들어집니다. 태아를 혀 끈 수술을 할 수만 있다면 얼마나 좋을까요?

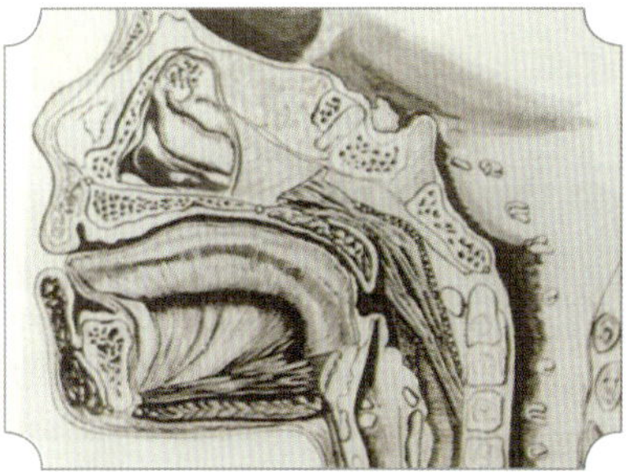

→ 막 태어난 아기의 혀 그림

치아가 아직 맹출하지 않았습니다.

아기 혀는 아기의 작은 입에 딱 맞는 크기입니다. 혀는 우리 마음대로 움직일 수 있는 근육이며, 몸근육의 성장과 비례하여 성장합니다.

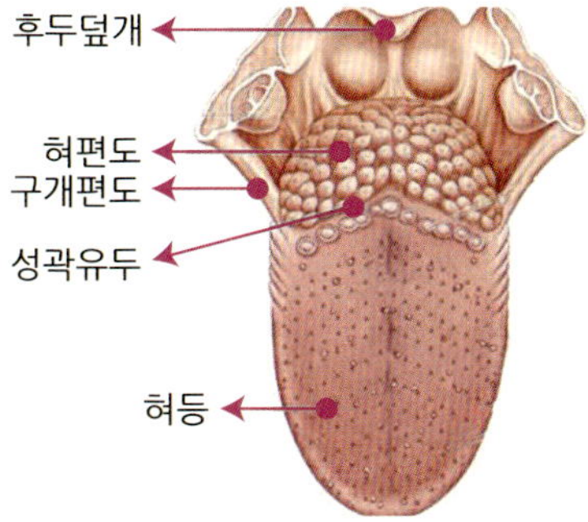

따라서 혀가 커지면 혀를 감싸고 있는 위턱과 아래턱도 성장이 가능해지며, 성장이 완료되면 성인의 입에 딱 맞는 크기의 혀가 안에 들어 있습니다. 이 말을 바꾸어 표현해 보면, 혀는 크기가 커지면서 위턱과 아래턱을 밖으로 밀면서 성장하도록 하며, 결과적으로 위턱과 아래턱은 혀로 인해 최대한 밀려나간 상태입니다.

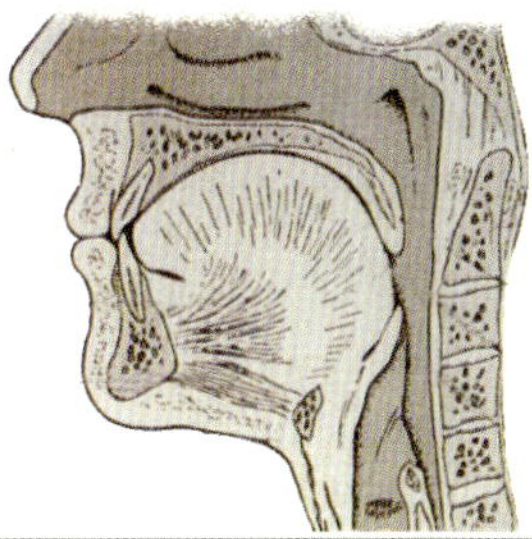

→ 성인 혀의 그림

정상 발육된 위턱과 아래턱 그리고 정상적으로 배열된 위아래 앞니가 보입니다. 혀는 위턱과 아래턱, 그리고 위 앞니와 아래 앞니와 닿아 있습니다.

15. 아기 치아는 언제 날까요?

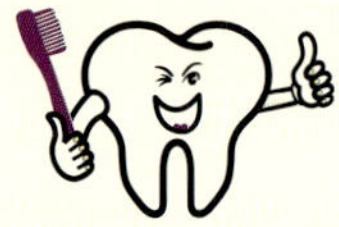

이제 다시 생후 6개월 된 아기를 살펴보겠습니다.

생후 6개월이 지나면 보통 아래 앞니 두 개가 먼저 맹출하며, 침의 분비가 많아집니다. 이때만 해도 아래턱은 앞으로의 수평 움직임이 가능한 시기입니다. 치아가 없을 때는 아래턱이 전방으로 움직일 때 수평운동이 가능하며, 따라서 과두돌기 역시 전방운동 성향을 띠고 관절융기에 해당하는 뼈는 아래로 내려올 수 없습니다.

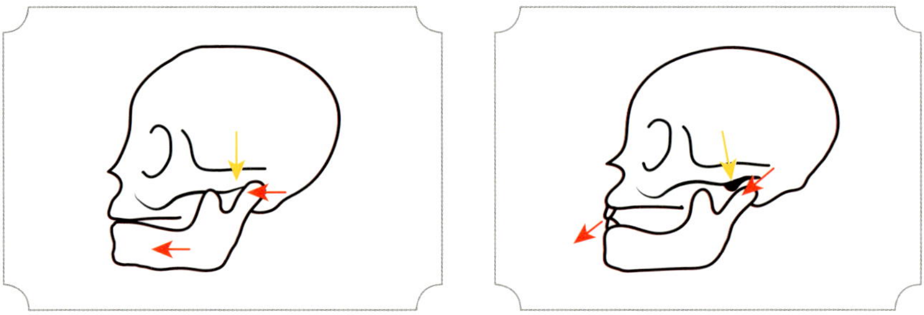

생후 7~8개월이 되면 위 앞니가 맹출하여 아래 앞니를 덮습니다. 위 앞니가 아래 앞니를 덮는 순간 아래턱은 이전과 같은 수평움직임은 불가능해지며, 위 앞니가 아래 앞니를 피개한 양태에 따라 아래턱이 움직이게 됩니다. 그러나 위 앞니가 아래 앞니를 덮게 되면 턱이 앞으로 움직일 때 수평운동만 하지 못하고 아래로도 내려가며, 과두돌기 역시 수평운동을 하면서 아래로도 내려가게 됩니다. 아래로 내려가면서 관절주머니인대 속에는 음압이 작용되는데, 이 힘이 관절융기를 덮는 골막을 자극하여 관절융기가 아래로 팽융됩니다.

관절주머니인대는 관절융기 · 관절와, 그리고 과두돌기를 감싸고 있으며, 과두돌기가 아래로 내려갈 때 음압이 주머니 속에서 발생하는데, 내려가는 정도가 급할수록 음압이 커지며 따라서 관절융기 역시 아래로 더 많이 팽융되는 조건이 됩니다.

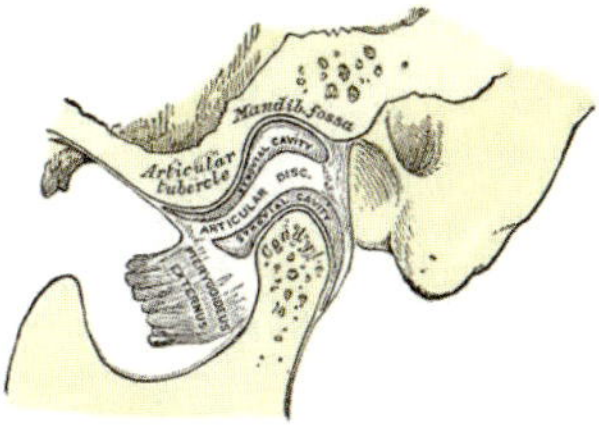

즉, 아래턱이 앞으로 움직일 때 아래 앞니는 위 앞니의 혀 쪽 면과 만나서 혀 쪽 면이 제공하는 경사대로 아래로 내려가며, 이런 움직임은 아래턱 전체에서 일어나며 따라서 과두돌기도 위아래 절치들이 만나서 발생하는 교합이라는 정보와 조화되는 움직임을 나타냅니다. 결국 위 앞니가 아래 앞니를 많이 피개할 경우 관절융기가 아래로 많이 팽융될 수 있으며, 위 앞니가 아래 앞니를 조금 피개하거나 아예 덮지 못하면 관절융기는 잘 팽융될 수 없게 됩니다.

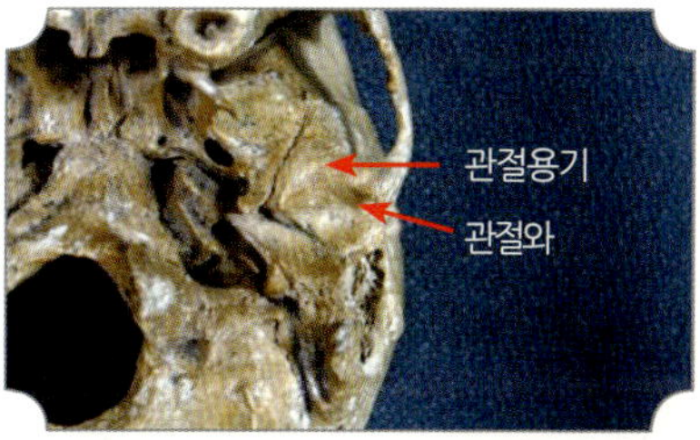

→ **실제 두개골을 아래쪽에서 찍은 사진**

빨간색 화살표들은 각기 왼쪽 관절융기, 그리고 관절와를 가리킵니다.

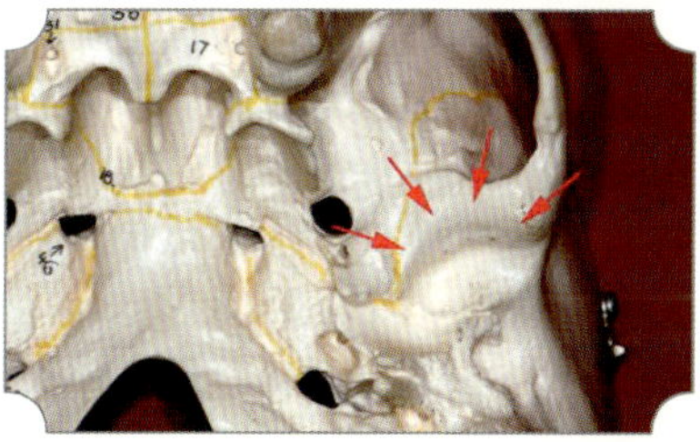

→ 모형 상에서 관절융기를 보다 알기 쉽게 표시했습니다. 이 부위는 모두 관절낭주머니인대가 감싸고 있으며, 음압의 영향으로 관절융기가 아래로 팽융될 수 있습니다.

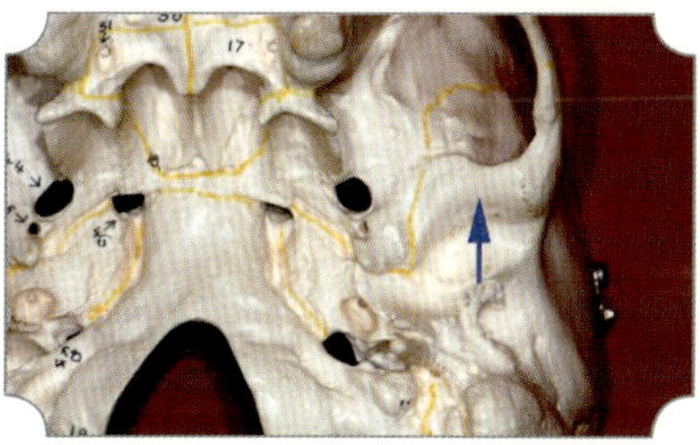

→ 과두돌기가 앞으로 운동할 때는 관절융기의 파란선이 그려진 부위와 기능하고, 이때 발생되는 음압이 관절융기 부위에 작용합니다.

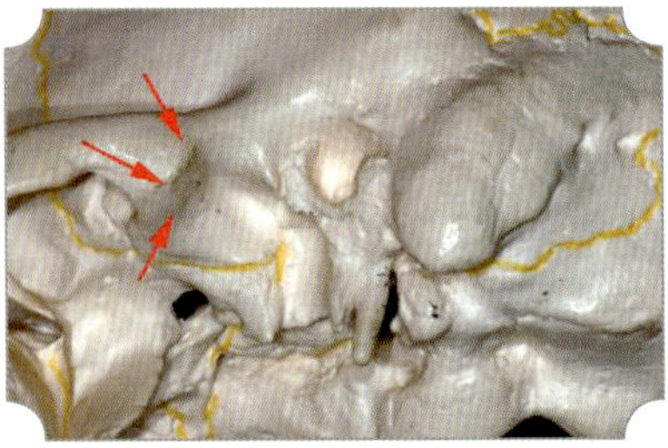
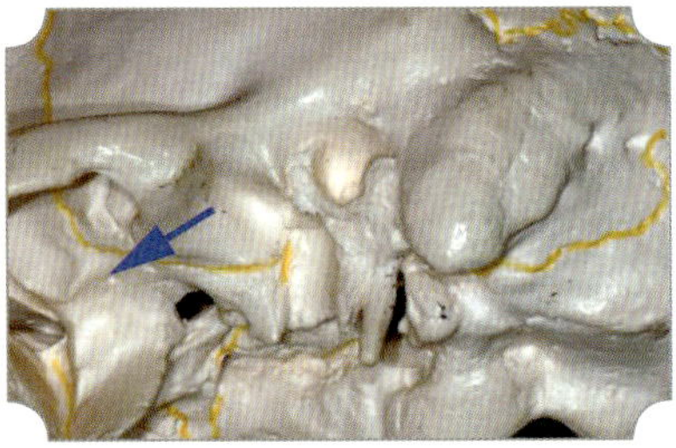

↑ 약간 다른 각도에서 모형에서의 관절융기를 표시했습니다.
관절융기가 아래로 내려온 것이 관찰됩니다.

과두돌기가 아래로 팽융될 때는 마치 타이어처럼 과두돌기가 기능하는 부위의 관절융기만 팽융되는 것이 아닙니다. 인대주머니 속에 발생하는 음압은 관절융기 전체에 작용하여 마치 물방울이 커지듯이 전체적으로 팽융됩니다.

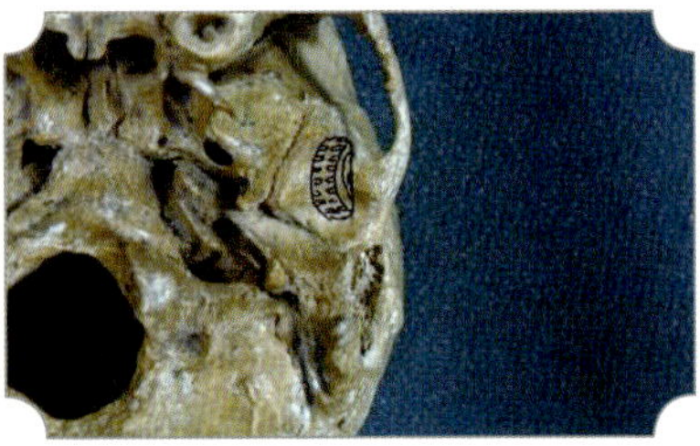
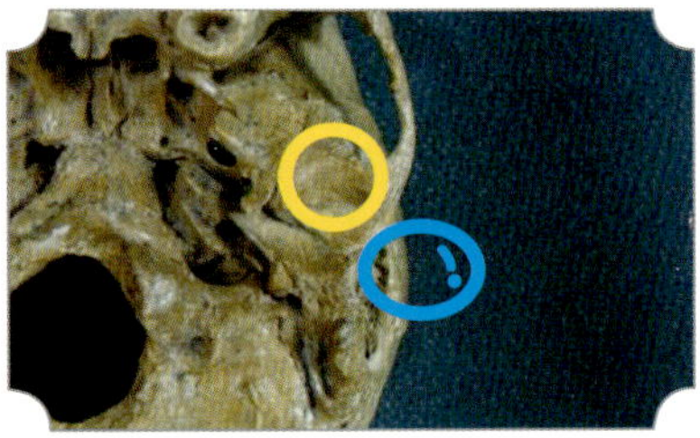

↑ 노란색 선으로 표시된 부위가 마치 물방울처럼 볼록한 형태를 취하게 됩니다.

이 효과는 나중에 맹출하는 유견치에 도움을 줍니다. 생후 7~8개월이 지나면서 윗니가 맹출하는데, 만일 윗니가 아래 앞니를 덮지 못하면 어떤 일이 생길까요?

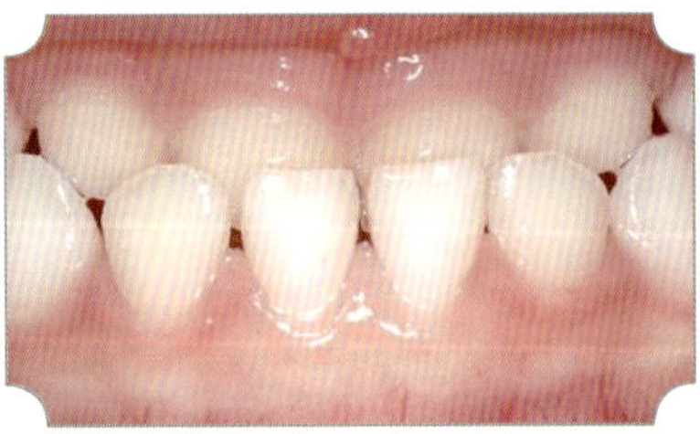

→ **생후 만 43개월 된 아이의 교합상태**

아래 앞니가 위 앞니를 덮고 있는 상태입니다. 사진에서 보이는 치아들은 전부 유치들입니다.

➜ 약 4개월에 걸쳐 교정치료를 시행

위 앞니가 아래 앞니를 피개하는 것이 보입니다. 아울러 유치인 위 송곳니가 아래 송곳니와 잘 기능하는 교합상태인 것이 관찰됩니다.

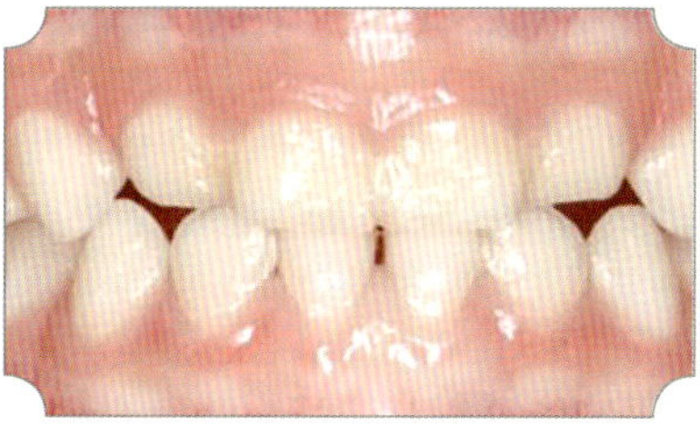

만일 교정치료를 하지 않고 방치할 경우 어떤 일이 생길까요?

턱이 앞으로 움직이는 중에 양쪽 위아래 어금니들이 서로 싸워 망가질 가능성이 큽니다. 턱이 옆으로 움직이는 중에 양쪽 위아래 어금니들이 서로 싸워 망가질 가능성도 큽니다. 침을 삼킬 때 위아래 앞니들이 닿지 않아야 하는데 닿고 있으며, 따라서 이때 발생된 센 교합력은 위아래 앞니에 작용하여 결국 앞니가 망가질 가능성이 큽니다. 앞으로 약 3년 후에는 앞에서 세어볼 때 여섯 번째 위치하는 영구치인 1대구치가 맹출할 텐데, 이 치아도 역시 망가질 가능성이 아주 큽니다. 가장 큰 문제는 턱이 수평으로 움직이는 성향으로 관절융기가 아래로 팽융되지 못하는 것입니다

생후 7~8개월째에는 위턱이 정상적으로 성장 발육되어야 하며, 그래야만 비로소 위턱 앞쪽에서 맹출하는 상악 유중절치가 아래 유중절치를 쉽게 피개할 수 있습니다. 그러나 어떤 이유로 위턱의 성장이 제대로 이루어지지 못하면, 이런 상태에서 맹출하는 상악 유절치는 하악 유중절치를 피개할 수 없게 되며, 절단교합되거나 주걱턱으로 바뀌게 됩니다.

➜ 절단교합은 침을 삼킬 때의 아래턱 위치에서 위 앞니의 절단 부위가 아래 앞니의 절단 부위와 접촉하는 교합입니다.

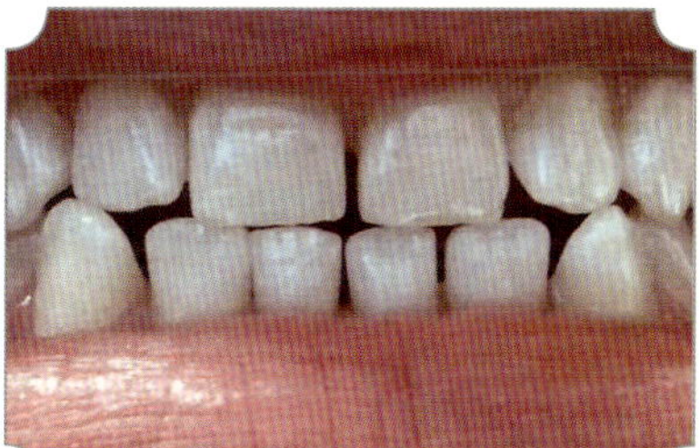

이런 상태에서는 치아의 절단면이 쉽게 망가질 뿐만 아니라 아래턱이 전방이나 측방으로 움직일 때 수평운동을 하게 됩니다.

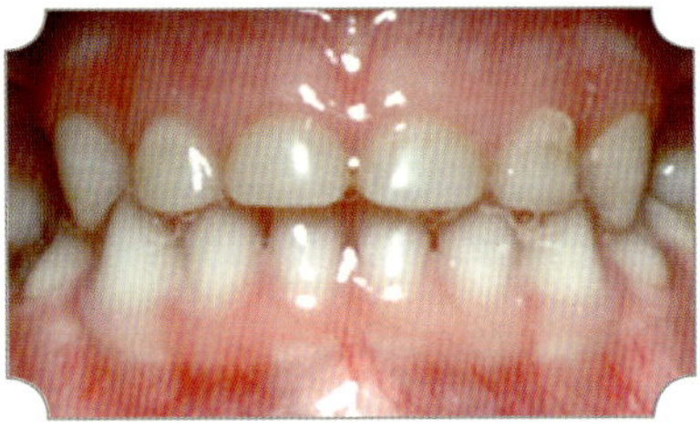

→ 유치는 크기가 작은데 특히 앞니는 더욱 작고 얇기까지 합니다.

이런 치아들이 침을 삼킬 때 접촉하게 되면, 이 때 발생하는 교합력은 앞니가 감당할 수 있는 정도를 훌쩍 뛰어넘은 세기이며, 따라서 유치의 앞니들이 잘 망가집니다.

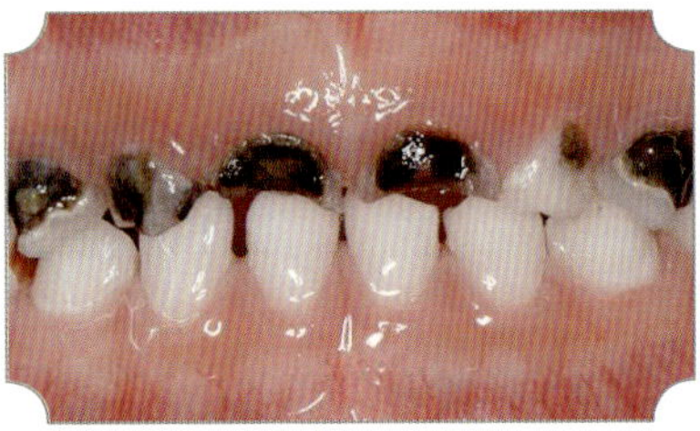

→ 위쪽 앞니들이 많이 망가졌습니다.

왜 아래쪽은 덜 망가졌을까요? 아래쪽은 침샘이 많아서 잘 씻겨나가니까 그렇다는 분도 있는데 정말 그럴까요? 위아래 치아들이 서로 싸울 때, 서로를 망가뜨리는 힘이 어디에 작용했는지에 따라 망가지는 부위가 달라집니다.

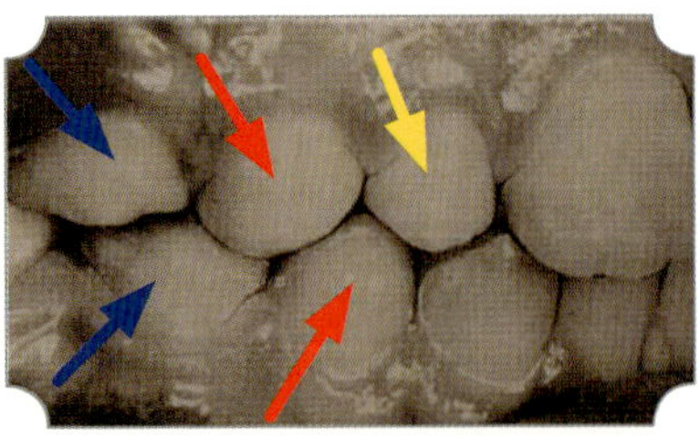

→ **비교적 교합상태가 양호한 혼합 치열기의 치아들**

노란색 화살표들은 유치인 측절치를 가리키며, 빨간색은 유견치 파란색은 제1 유구치를 가리킵니다.

현재 유견치 및 유구치의 상태가 양호한 것으로 미루어 과두돌기도 제법 아래로 팽융되었을 것이라고 생각됩니다. 따라서 이런 환경은 새로 맹출하는 영구치인 위 중절치가 아래 중절치를 충분히 피개할 수 있는 조건을 미리 형성해 놓았다고 볼 수 있으며, 따라서 영구치의 절치들도 바람직한 교합상태를 비교적 쉽게 이룩할 수 있을 것입니다.

→ 다른 어린이의 혼합치열기 치아들

빨간색 화살표들은 유견치, 파란색은 1유구치, 초록색은 2유구치들이며, 앞에는 영구치인 중절치와 측절치가 맹출했습니다.

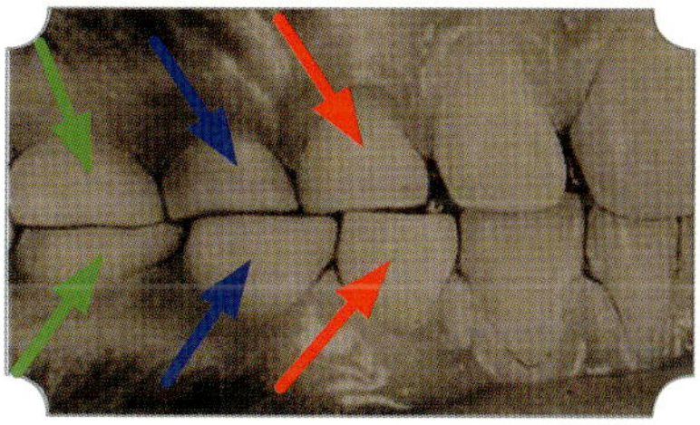

영구치들이 앞니를 잘 피개하면 좋으련만 그렇지 못합니다. 왜 못 덮었을까요? 시간이 지나면 덮을 수 있을 것 같다고 생각하시나요? 이 어린이는 치아들이 많이 닳아 있으며 아래턱이 옆이나 앞으로 움직일 때 거의 수평운동을 하고 있습니다. 이런 교합상태에서는 과두돌기도 이렇게 수평운동을 하려는 교합과 조화되어 관절융기가 아래로 조금밖에 팽융되지 못하며, 따라서 이런 환경에서 맹출하는 영구 중절치는 아래 영구치를 많이 피개할 수 없으며, 만일 더 피개하여 교합을 방해하는 부위는 쉽게 닳게 됩니다.

→ 서로 다른 모양을 하는 영구치인 송곳니들

오른쪽 송곳니는 마치 절치처럼 끝 부위가 달려나가서 반듯해진 모양입니다.
반대로 왼편 송곳니는 원래 맹출할 때의 모습을 거의 잃지 않고 간직하고 있습니다.

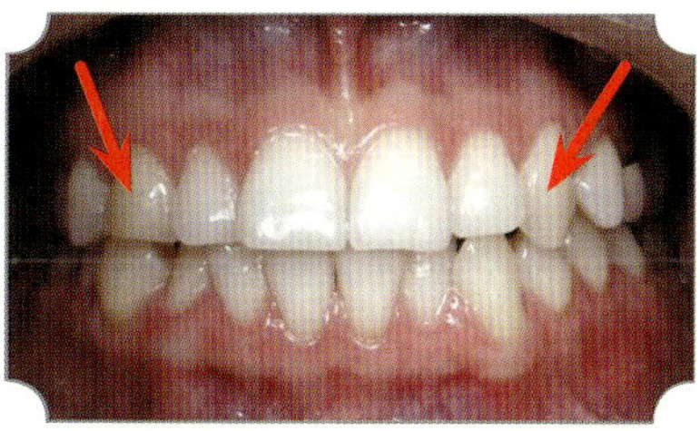

무슨 이유로 어떤 치아는 많이 닳았고 어떤 치아는 거의 닳지 않았을까요?

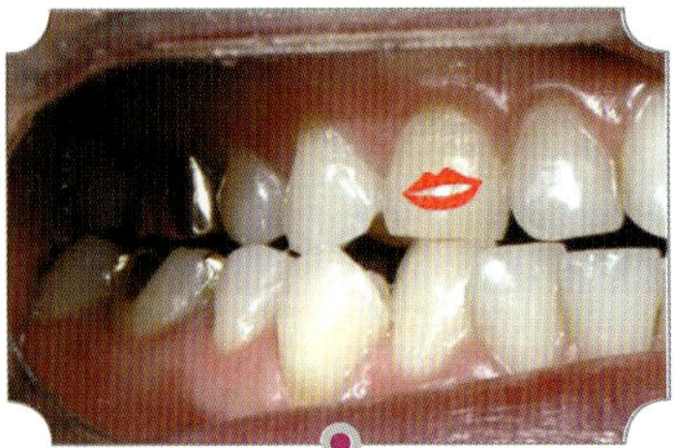

치아에 입을 그려 넣어서
말을 하도록 해 보았습니다.

Q. "송곳니야. 넌 왜 그렇게 심하게 닳았냐? 그렇게 닳지 않고 반대편 송곳니 같다면 턱이 옆으로 움직일 때 어금니들이 닿지 못했을 텐데……."

A "그런 말씀 마세요, 저도 처음에 잇몸 밖으로 나올 때는 반대편 송곳니처럼 뾰족했었는데, 점차 내려오는 중에 아래 송곳니와 닿을 때 얼마나 센 힘이 가해지는지 힘들었어요."

Q. "왜 센 힘이 가해졌을까?"

A "턱이 옆으로 움직일 때 뒤에 있는 어금니들이 닿아서 교근이 긴장하기 때문이죠."

Q. "그렇더라도 네가 더 내려와서 아래 송곳니를 충분히 덮으면 어금니가 못 닿게 되잖아?"

A "그럴까요? 턱이 옆으로 움직일 때 조금만 아래쪽으로 내려가면서 움직였어도 아래 송곳니를 조금 더 덮을 수 있고, 아니면 저를 조금만 약하게 눌렀더라도 많이 닳지 않게 되어 아래 송곳니를 덮을 수 있었을지도 모르겠네요."

"(서운해하며) 그런데 지금 저를 보세요. 제가 닳은 거 보이시나요? 저는 지금도 아래로 내려가려 하지만 아래 송곳니와 너무 세게 물리는 탓에 내려가지 못하고 지금도 닳고 있어요."

송곳니의 억울한 사연을 듣고 송곳니 뒤쪽 어금니들에게 책임을 묻기 위해 다시 입을 그려넣었습니다.

송곳니보다 2년 정도 먼저 맹출한 파란색 입을 가진 1 소구치에게 물었습니다.

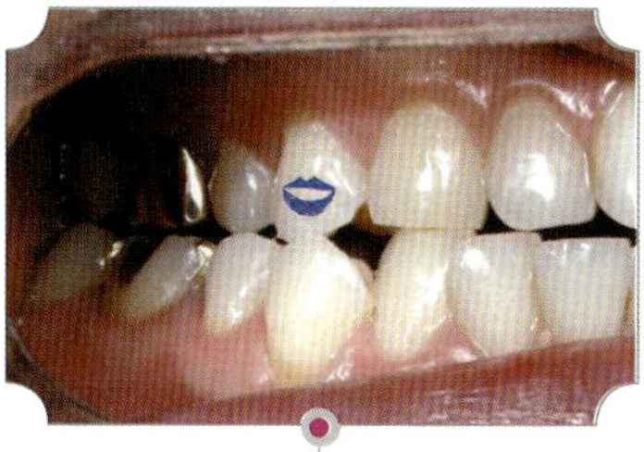

Q. "1소구치야, 네가 아래 소구치를 잘 덮었더라면 턱이 옆으로 움직일 때 아래로도 움직이면서 나중에 송곳니가 아래 송곳니를 잘 덮을 수 있었을 텐데 왜 일을 제대로 하지 않았냐?"

A. "무슨 서운한 말씀을 그렇게 하세요? 저도 아래 소구치하고 일하려고 노력했지만 아래 소구치가 나보다도 앞쪽에 맹출해서 일할 수가 없어요. 잘 보세요. 아래 소구치가 저하고 송곳니 사이로 새나가잖아요?"

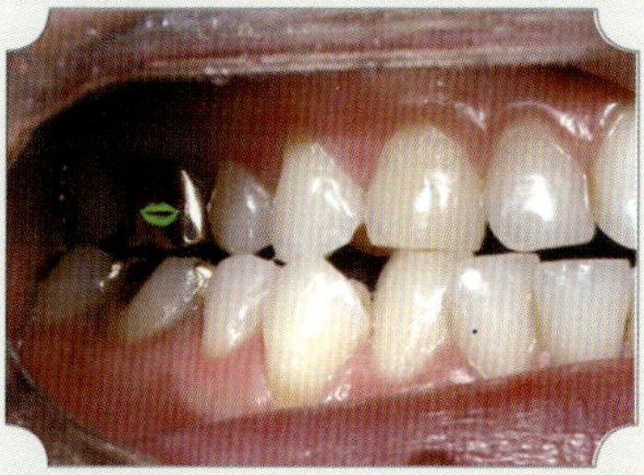

Q. "그래? 그럼 침삼킬 때는 아래 어금니와 어떻게 닿는데?"

A. "왼편 그림처럼 닿아요. 나랑 일하는 소구치가 여전히 앞쪽에 위치하는 게 보이시죠? 제 뒤에 있는 어금니들도 상태가 별로 좋지 않는데 상담해 보시겠어요?"

위 사진에서 금속으로 갑옷을 입은 치아가 보입니다. 이 치아는 만 6세 때 영구치 중에서 가장 일찍 맹출한 치아입니다. 그 치아에 초록색 입을 달아놓고 물었습니다.

Q. "너는 왜 금속으로 된 옷을 입고 있냐?"

A. "제가 처음 맹출했을 때는 뾰족한 교두가 있었는데, 턱이 강한 힘으로 고집스럽게 옆으로 움직이자고 하는 바람에 잘생긴 교두들이 다 망가졌습니다.

때로는 교두에 힘이 가해지면 그 힘이 내 몸을 타고 전달되는 중에 약한 부위가 발생하고 그 부위에 세균이 침투하여 결국 근관치료(신경치료)를 받게 되었답니다."

그리고 아주 의미심장한 말을 덧붙였습니다.

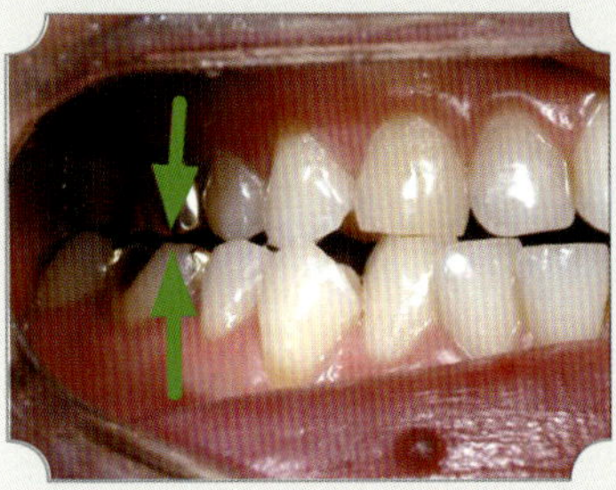

" 치과에서 금속으로 된 옷을 해 입었는데, 그 후로는 턱이 옆으로 움직이는 중에는 아래 어금니와 충분히 떨어져서 싸우고 싶어도 싸울 수 없게 되었답니다." 그리고 이가 떨어진 만큼 음식물을 덜 누르게 되어 내 할일을 다하지 못하고 있답니다. 나랑 싸우던 아래 어금니도 망가져서 치과에서 금속으로 때웠답니다."

마지막으로 기막힌 말을 합니다.

"내 뒤에 이제 막 맹출한 2대구치는 열심히 싸우고 있어서 곧 나처럼 갑옷을 입을 지도 몰라요. "

제일 먼저 맹출한 영구치가 이처럼 망가졌다면, 이 치아가 맹출할 당시의 상황이 어땠는지 궁금해졌습니다. 그래서 입 속을 떠난 유치들을 전부 소집했습니다. 소집된 유치들은 제 형태를 가진 치아들이 없었습니다. 여기저기 닳아 있고, 교합면도 패였고, 때운 치아도 있고, 치료받았는데 또 썩은 치아도 있습니다. 유구치들에게 왜 이렇게 많이 망가졌는지 물었더니 영구치가 했던 답변과 거의 같았습니다. 턱이 옆으로 움직일 때 위아래 유구치들을 세게 누르면서 고집스럽게 수평운동을 하려고 했네요.

유견치에게 물었더니 유견치도 유구치와 같은 말을 합니다. 자기도 아래 유견치를 덮으려고 했지만 위에 영구치인 견치가 닳은 것처럼 자기도 망가졌답니다.

그래서 유절치 특히 가장 먼저 맹출한 아래 유중절치에게 물었습니다.

Q. "너에게 무슨 일이 있었냐?"

A "제가 맹출하고 두 달 정도 지나면서 상악 유중절치가 맹출하는데, 이 치아가 그만 저보다 혀 쪽에 맹출하는 바람에 그 치아와 할일을 하나도 못 했네요. 위니가 나를 덮었더라면 턱이 앞으로 움직일 때 내가 그 치아에 걸려 입이 벌어지게 되고, 과두돌기도 아래로 내려가게 되어 관절융기가 내려올 수 있었을 텐데… 턱이 옆으로 움직일 때도 수평으로만 움직여서 송곳니도 많이 달려나갔답니다."

그래서 상악 유중절치에게 다시 물었습니다.

Q. "넌 왜 혀 쪽에 맹출해서 아래 유중절치와 일하지 않았냐?"

A " 혀가 위턱을 잘 발육시켰더라면 저도 아래 유중절치를 충분히 덮을 위치에 있었을 텐데, 혀는 아래턱만 밀고 위턱은 거의 밀지 않더라고요. 잘 보세요. 혀끈이 짧네요."

혀끈이 짧다고 해서 교합상태가 반드시 나쁘게 되는 것만은 아니지만 그렇게 될 가능성이 아주 큽니다. 더욱이 아기가 손가락을 빨거나 혀를 내미는 버릇이 있는 경우나 수유자세가 좋지 않거나 한쪽으로만 누워 잠을 자는 행위 등은 아래턱의 위치가 올바르지 못하게 될 가능성이 크며, 유치의 교합상태도 올바르지 못하게 될 가능성, 이로 인해 장차 원치 않는 증상들이 나타날 가능성이 커집니다. 아래 앞니가 위 앞니를 덮은 아기를 보면 어떻게 하시겠어요? 교정치료를 하십시오.

이제 이 책을 사서 이 글을 보시는 분들 중에는 횡재하신 분도 계십니다. 앞니만 있는데 무슨 교정치료냐고 반문하실 분이 있을지 모르겠지만 가능합니다.

젖병에 물을 절반 정도만 채우고 물고 있게 해보세요. 단 병을 손으로 잡으면 안 됩니다. 젖병이 아래로 젖혀지며 위 앞니가 앞으로, 그리고 아래 앞니는 아래턱과 함께 밀려 뒤로 갑니다.

아이가 힘들어서 물지 않으려 하면 유모차를 그때마다 태워주세요. 어떤 엄마는 한 달 만에 좋아져서 치과로 아이를 데리고 자랑하러 오신 적도 있답니다.

만일 이대로 방치하면 어떻게 될까요? 교합은 교합대로 안 좋아지고 턱관절도 안 좋게 만들어지고 아래턱이 튀어나오기도 합니다. 치과에 가면 좀 더 크면 교정하자고 하기도 합니다. 그동안 치아는 치아대로 썩고 턱관절도 바람직스럽지 못하게 만들어지겠지요. 대학에 들어가고 이젠 시간도 나서 교정치료를 받으러 가면 수술교정을 하자고 합니다.

수술을 받으면 교합은 저절로 좋아질까요? 턱관절 형태가 바람직스럽지 못한 이유로 만족스러운 결과를 얻기가 어렵습니다.

조기발견 조기치료라는 말이 너무나도 잘 어울리는 상황입니다.

16. 부정교합이란?

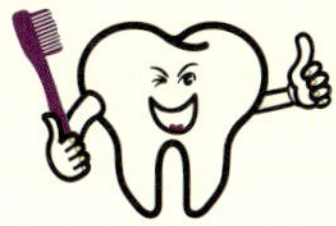

부정교합일 경우 다음과 같은 상황을 짐작해 볼 수 있습니다.

- 음식물이 잘 낍니다.
- 한쪽으로 씹는 습관이 있습니다.
- 치아가 시립니다.
- 치아가 흔들립니다.
- 치아가 잘 깨집니다.
- 치아가 잘 닳는 것 같습니다.
- 앞니는 짧아지고 어금니는 소이빨처럼 편평해집니다.
- 턱관절에서 소리가 납니다.
- 턱관절이 아픕니다.
- 잘 때 이를 갈았습니다.
- 어금니를 질끈 물고 잤습니다.
- 잇몸이 잘 붓습니다.
- 치아의 옆구리가 잘 패였습니다.
- 치과에서 이를 잘못 닦는다는 소리를 듣습니다.
- 입 안에서 냄새가 납니다.

자연치가 잘 망가지는 경우는 바로 자기가 해야 할 일만 해야 하는데 다른 작업을 강요 받았을 경우입니다.

치아는 크게, 절치 · 견치 · 구치로 나뉘며, 앞니 · 송곳니 · 어금니를 뜻합니다.

▩ 치아별로 할 일을 알아보면 다음과 같습니다.

1 앞니는 음식을 칼로 자르듯이 자르는 역할을 합니다. 또한 턱이 앞으 로 움직일 때 앞니끼리 닿아서 어금니를 닿지 못하게 합니다. 이때 어금니는 서로 싸우지 않게 됩니다. 즉, 앞니는 어금니를 보호합니다.

2 송곳니는 고기를 찢듯이 찢는 역할을 합니다. 또한 턱이 옆으로 움직일 때 송곳니끼리 닿아서 어금니를 닿지 못하게 합니다. 이때 어금니는 서로 싸우지 않게 됩니다. 즉, 송곳니는 어금니를 보호합니다.

3 어금니는 절구를 찧듯이 절구와 절구공이 역할을 합니다. 또한 어금니끼리 닿을 때, 송곳니나 앞니는 닿지 않게 됩니다. 즉, 어금니는 앞니와 송곳니를 보호합니다.

부정교합이란, 바로 위의 세 가지 원칙 중에 한 가지라도 어긋난 것이며, 부정교합을 치료하는 법은 교합조정, 보철치료, 그리고 교정치료가 있습니다. 부정교합상태가 심하지 않은 경우에는 교합조정으로 가능하지만, 심한 경우 보철치료를 시행하며, 더욱 심하면 교정치료를 시행합니다.

부정교합은 반드시 치료해야 합니다. 방치할 경우, 나머지 치아들이 건강한 상태로 남아 있는다고 장담할 수 없습니다. 또한 부정교합을 방치하면, 이로 인해 턱관절장애가 발생하기도 하고, 근육장애도 생기며, 건강한 생활을 영위하기가 힘들기도 합니다.

17. 치아교정은 왜 할까요?

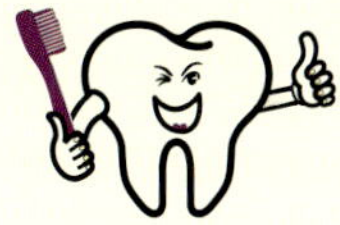

교정을 원하시는 분의 대부분은 앞니의 배열이 좋지 않아, 보기싫은 이유로 이를 고치기 위해 오십니다. 이런 분들의 구강상태를 보면 앞니뿐 아니라 다른 치아나 잇몸에 문제가 많습니다.

▩ 발생된 문제점을 나열하면 대략 다음과 같습니다.

1. 송곳니가 덧니가 나 있습니다.
2. 교합면이 많이 닳게 되어 편평해져 있습니다.
3. 어금니 사이에 음식물이 잘 낍니다.
4. 어금니가 썩어 있습니다(치료 후에도 또다시 썩습니다.).
5. 어금니가 흔들립니다.
6. 치석이 끼어 있습니다(칫솔질을 정말 잘하는데도 또 낍니다.).
7. 치아가 시린 증상이 있습니다.
8. 이 닦을 때 잇몸에서 피가 납니다.
9. 잇몸이 항상 부어 있습니다.
10. 치아의 옆구리가 패여 있습니다.
11. 턱관절에서 소리가 납니다.
12. 앞니가 썩어 있습니다.
13. 입 안에서 냄새가 납니다.
14. 축농증이 있습니다.
15. 입으로 숨을 쉽니다.
16. 침삼킬 때 혀를 내밀었습니다.

위 사항 중 몇개가 해당될 수 있고, 하나도 해당이 안 될 수도 있고, 전부일 수도 있습니다. 즉 치아의 정상적인 배열은 악안면에 관련된 근육과, 근육으로 인해 기능하는 저작계통, 호흡계통 등 여러 요소가 정상적으로 성장발육하고 정상적으로 기능할 때 비로소 이루어집니다. 바꾸어 말해서 치아 1개가 정상이 아니면 다른 치아에 영향을 미치고, 근육과 저작계통에 영향을 주어 심한 경우 회복이 안 되는 지경까지 몰고갈 수가 있습니다. 따라서 단순히 미적 관점에서 교정치료를 받으려고만 하지 마시기 바랍니다.

치과의사는 이것저것 다 따지며 심사숙고를 하고 있는데, "이 치아만 들어가게 해줘요." 하시면 치과의사는 무척 당황하게 됩니다.

18. 교정치료 시기의 선택에 대해...

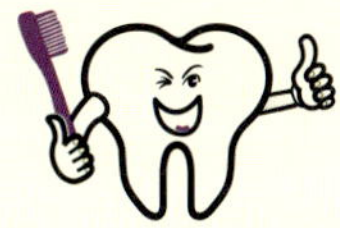

교정치료 시기 선택에 대해 의견이 많습니다. 어떤 선생님은 조금 더 기다리라는 분도 계시고, 어떤 분은 치아가 다 나면 그때 시작하자는 선생님도 있습니다. 사람의 성장은, 사춘기를 피크로 하여 약 18세 전후까지 성장하고, 그 이후로는 점차 퇴화됩니다. 치아는 만 12세 전후로 영구치가 거의 맹출하며, 이때가 가장 교정하기 좋은 시기라고 말하는 치과의사들도 있습니다.

물론 이때 교정치료를 시작해도 늦지는 않았지만, 그 나이까지 성장할 동안 위아래 치아들은 바람직스럽지 못한 형태로 닳은 경우가 많고, 또한 그러한 치아들이 주는 정보를 바탕으로 턱관절의 형태가 만들어지기 때문에, 이보다 더 일찍 교정치료를 시작하는 것이 유리합니다.

생후 6개월이 된 아이의 경우, 우유병을 잘못 물린 것 만으로도 주걱턱이 될 수 있으며, 이때 우유병을 다시 잘 물려주거나, 아니면 작은 막대기를 무는 습관으로 주걱턱이 쉽게 교정됩니다.

한쪽 치아가 썩어서 다른 쪽으로만 씹는 버릇이 있는 아이의 경우, 그대로두면 턱이 한쪽으로 발육하게 되고, 나중에 치료하기엔 너무 힘듭니다. 하지만 썩은 쪽을 치료해 주고, 턱의 위치를 바르게 해주는 간단한 교정장치를사용하면 아주 쉽게 교정됩니다. 즉, 모든 치료가 그렇듯이 교정치료 또한 조기치료를 시행해야 합니다. 조기에 치료를 시작할수록 치료시간도 단축되고, 치료 후 치아상태도 양호하며, 치료비도 적습니다. 얼마 전엔 나이가 만 3세 된 주걱턱 어린이를 3개월 만에 교정을 끝내기도 했습니다.

19. 우유병으로 주걱턱 고치기...

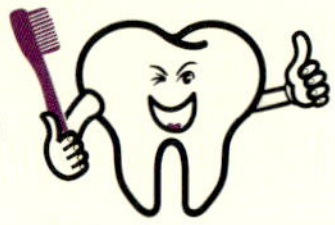

엄지윤마마가 28개월되던 2013년 1월

영유아 구강검진을 받으러 동네치과에 방문했다. 이가 나던 순간부터 지윤마마는 부정교합(아랫니가 윗니를 덮고 있는 형태)이라서 치과의사의 상담이 필요했다.

온 가족이 총 출동 했는데도 지윤마마는 침대에 눕자마자 무서운지 엉엉 울기 시작하고, 입을 벌리지 않았다..... 그리고 겨우겨우 이 상태를 확인한 치과의사 왈.

"이건 방법이 없어요. 나중에 양악수술해야합니다"?

양악..양악..양악 소리에 우리 부부는 식겁 + 의사태도의 불성실함에 화를 누른 채, 덕수파파는 치과에서 근무하는 아가씨에게 전화를 걸어 상황을 설명했고, 아가씨는 부정교합 방면에 유명하신 교수님이 계시니 얼른 내려와서 보여주라고했다.

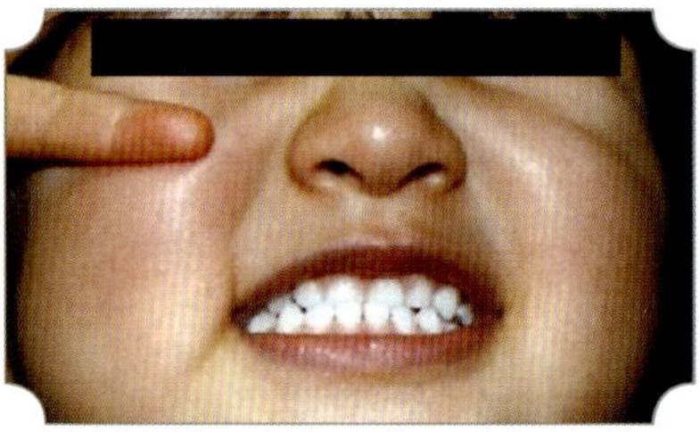

→ 2013.1월
아랫니가 윗니 위로 올라온
부정교합 상태 지윤마마

아가씨 병원이 있는 전주까지 동윤이를 임신한 막달상태에서 기차를 타고 내려갔다. 그리고 아가씨 병원 교수님이 처방해주신 일명 '젖병치료'

젖병치료 : 젖병에 물을 2/3 넣고서 이로만 젖병꼭지를 문채 있어야한다.

이 치료방법은 이제껏 이론상으로만 가능하다고 보여지는 치료방법인데, 교수님께서 시도할 것을 추천을 해주신 치료방법이다. 교수님은 하루에 몇시간씩 한달동안만 하면 치료될거라고 했지만, 28개월 아이가 젖병을 이로만 문채 몇시간을 보낸다는건 실현불가능하다고 보면된다. 우리는 지윤마마가 호비가 보고 싶을때마다 호비를 보는 조건으로 젖병을 물게했다.

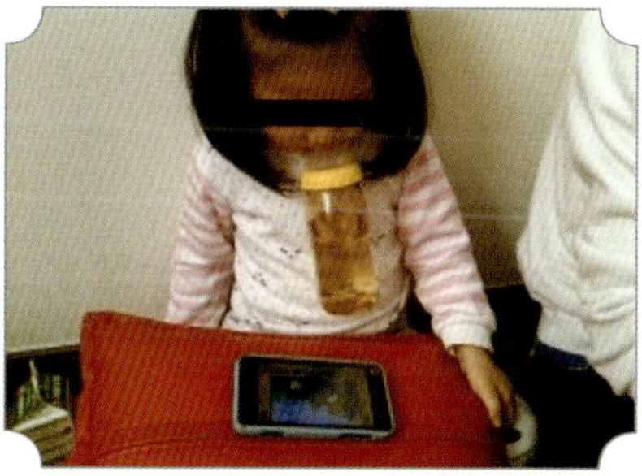

'호비' 보며 젖병물기!

워낙에 티비를 안보고 산 아이라, 만화보는것도 좋아하지 않아 이마저도 힘들었지만 꾸준히 꾸준히 하루에 20분, 30분씩 매일 젖병을 물게했다. 그렇게 약 5개월정도를 꾸준히 하니까 부정교합이 치료가 되었다.

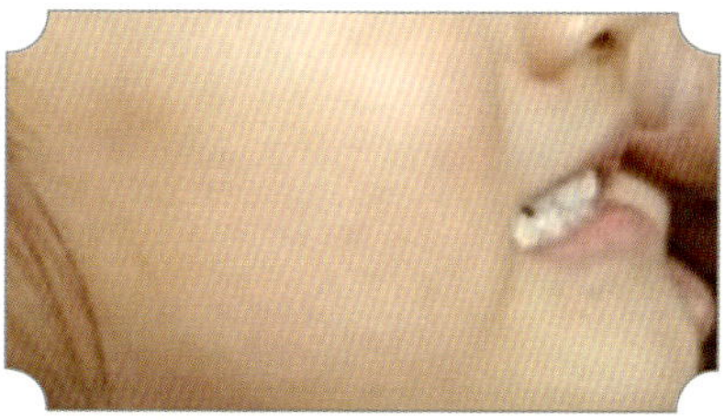

2013.7월 치료중 모습

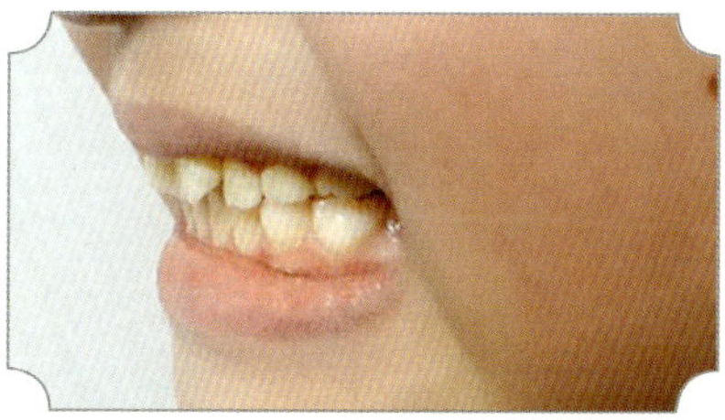

치료 후 5년 경과된 모습

교정기를 언제해야하나, 보험이 없는데 비용은 얼마나 들까..등등 여러 고민을 가졌었는데, 이렇게 치료가 완료되어서 얼마나 행복한지 모른다. 양악수술밖에 없다고 하는 터무니없는 의사도 있는데, 실생활에서 치료를 할수있게하신 치료방법을 제시해주신 아가씨 치과 교수님께 무한 감사를 드린다!!

20. 앞니의 위치는 입 속 어디일까요?

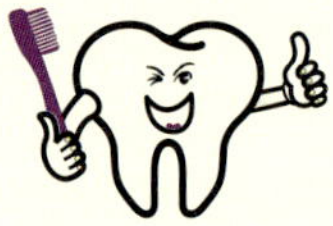

앞니는 말 그대로 앞에 있기 때문에 앞니라고 불립니다. 앞니는 중절치 · 측절치, 견치가 있으며, 입 속에는 총 12개의 앞니가 존재합니다.

살짝 미소 지으면 위입술이 들리고 아랫입술이 내려가면서 위 앞니들이 모습을 드러내는데, 왼쪽 구각 부위 쪽에 송곳니가 보이고 오른쪽 구각 부위에도 송곳니가 보이며, 그 사이에 4개의 절치들이 보입니다.

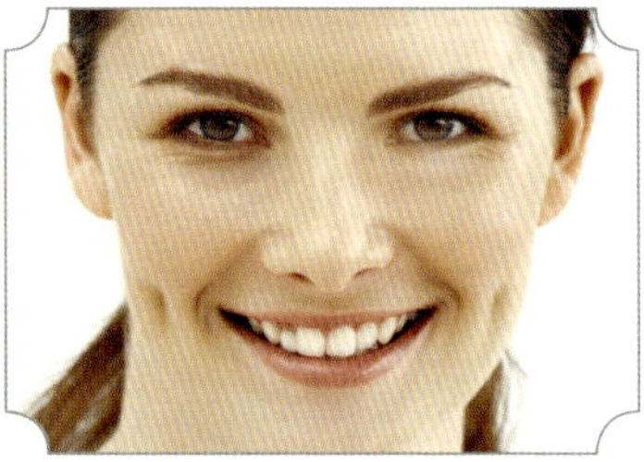

이 치아들은 침을 삼킬 때 아래 치아들과 닿지 않습니다. 침을 삼킬 때는 양쪽 위아래 어금니들이 서로 닿게 되며 교근이 긴장하는데, 입 속에 아무것도 없는데도 세게 물게 되며 이때의 교합력은 치아 교합면적 1㎠ 당 약 30kg 중입니다. 음식을 씹을 때는 어떤 음식물인가에 따라 무는 힘이 다르지만 보통 5~20kg 중의 힘으로 씹으며, 이 힘은 침을 삼킬 때보다 약한 것을 알 수 있습니다.

지금 침을 삼켜 보세요. 양쪽 위아래 어금니들이 서로 접촉하며 세게 무는 것을 알 수 있습니다. 다시 양손바닥을 양쪽 볼에 갖다댄 후에 침을 삼켜 보세요. 교근이라는 근육이 볼록 솟아나며 긴장하는 것을 알 수 있습니다.

→ 왼편에 붉게 칠해진 근육이 바로 교근이며, 우리 몸 중에서 두번 째도 힘이 좋은 근육입니다.

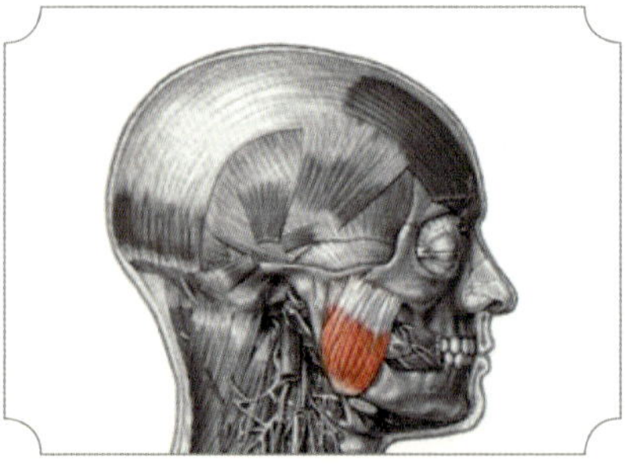

이 근육이 긴장함으로 인해 사탕을 깰 수도 있고 삼겹살을 먹을 때 오돌뼈를 부술 수도 있고 심지어는 차력사들이 밧줄을 물고 버스나 트럭을 당길 수 있습니다. 보기에는 작고 약해 보여도 쌀 한 가마니를 들어올리는 근육이며, 따라서 이 근육이 긴장할 때 위아래 앞니들은 서로 닿지 않아야 합니다.

치아들은 평생 맹출하려는 성향을 보이며, 위 어금니는 아래 어금니에 의해 그리고 아래 어금니는 위 어금니에 의해 맹출이 저지되는 상태입니다. 그러나 평소에 위 앞니는 아래 앞니와는 접촉하지 않으며, 근육과의 조화되는 위치를 보입니다.

입 주위에는 입둘레근(orbicularis oris muscle)이 있으며, 위 앞니 즉 왼쪽 위 송곳니부터 오른쪽 위 송곳니까지 6개의 치아는 입둘레근에 의해 치아의 맹출이 저지되는 상태입니다. 아래 앞니 역시 맹출되려는 성향을 보이는데, 혀라는 근육 그리고 입술이라는 근육에 의해 맹출이 평생 저지되는 상태입니다.

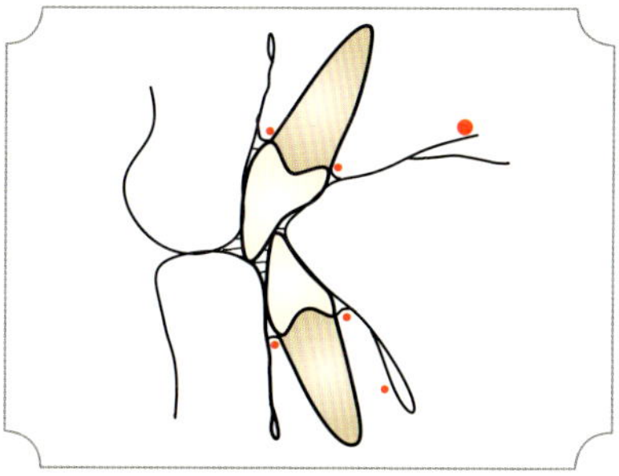

위 앞니는 아랫입술 위에 얹혀 있으며, 침을 삼킬 때 아랫입술은 위 앞니를 치아의 장축방향으로 밀어 올리게 됩니다. 이때 발생하는 힘은 치아의 기능운동을 발생시키며, 치아뿌리 주위의 치조골과 백악질이 늘 건강한 상태를 유지하게 만듭니다. 밖에서는 위입술이 치아를 안으로 밀고 있고 안에서는 혀가 치아를 밖으로 밀고 있으며, 따라서 위 앞니는 힘이 서로 상쇄되는 부위 즉 힘의 중립대에 위치합니다. 아래 치아는 위 앞니와 50~100마이크론(0.05~0.1mm) 떨어져 있으며, 밖으로는 아랫입술 그리고 안으로는 혀에 의해 그 위치가 결정됩니다. 재미난 사실은 저작을 시작하여 시간이 지날수록 위 앞니와 아래 앞니는 서로 거리가 가까워지며 결국은 살짝 접촉하는 상태까지 발전합니다. 그 이유는, 저작을 시작하면 위 어금니는 위쪽으로, 아래 어금니는 아래쪽으로 이동하며 보다 기능교합상태가 되고 얼굴길이가 50~100마이크론이 짧아지는데 이

때 위아래 앞니들이 접촉한다는 뜻입니다. 그러다가 저작행위가 끝나고 더 이상 씹지 않으면 위 어금니와 아래 어금니는 원래 위치로 회복되면서 얼굴길이도 원래 길이로 회복되고, 위아래 앞니 사이의 거리도 회복됩니다.

★ 어금니의 기능운동에 대해서는 이미 설명한 바 있습니다.

빨간색으로 표시한 부위는 침을 삼킬 때 음압이 작용하는 부위입니다.

치아와 치아의 사이는 단단한 치아라는 조직에 의해 입술과 혀가 밀리며 빈 공간이 발생되는데, 이 빈 공간에는 음압이 작용되고 따라서 이 부위를 봉긋한 치간유두가 채우게 됩니다.

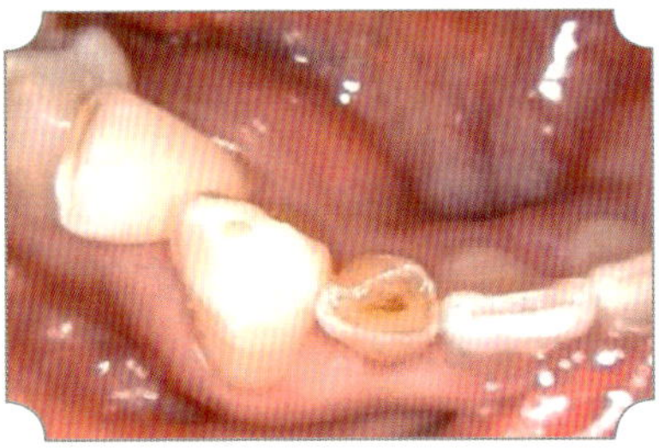

혀 아래쪽으로 봉긋하게 솟아나온 뼈 역시 침을 삼킬 때 발생되는 음압으로 인해 커진 것이며, 크기가 점차 더해져서 혀에 닿게 되면 혀에 의해 눌리면서 더 이상 음압이 작용되지 못하며, 따라서 혀는 크게 불편을 느끼지 못합니다. 그러나 아래턱이 보다 잘 발달되었다든지 위턱이 덜 발달된 이유로 치아배열에 이상이 발생되면 침을 삼킬 때 위아래 앞니들이 닿게 되는 경우가 있습니다.

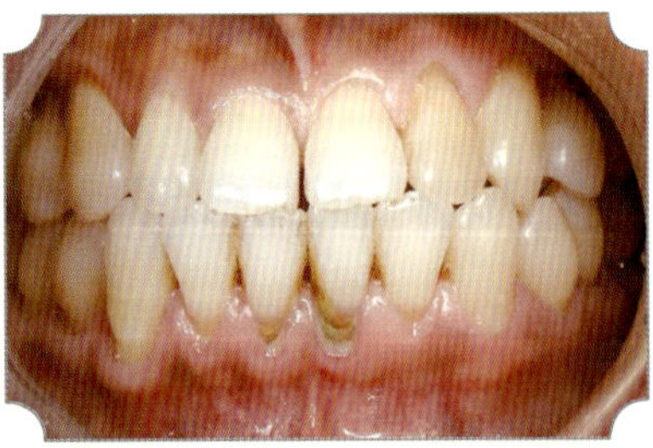

→ 침 삼킬 때 위아래 앞니들이 닿고 있는 것을 보여주고 있습니다.

아래 앞니들은 위 앞니와 접촉할 때 발생되는 힘으로 입술 쪽으로 밀려나가려고 했으며, 치아뿌리에 짓눌린 치주인대는 더 이상 기능을 못 하면서 치조골이 주저앉고, 짓눌린 치주인대 속에는 침에 섞인 음식물찌꺼기가 스며들어가서 치태를 형성했으며, 이 치태에 무기질 등이 침착하여 치석을 만들었습니다.

치석이 가진 좋지 못한 성분으로 인해 치조골이 녹거나 치주인대가 망가졌을까요? 길어나는 종유석 옆에 의자를 놓고 앉아서, 종유석 끝에 매달리는 물방울을 어느 누가 계속 닦아낸다면 종유석이 길어질까요? 치석도 마치 동굴에서 길어나는 종유석 같아서 비교적 제거하기 쉬운 치태를 잘 닦아낸다면 치석은 생기지 못합니다. 위 사진의 주인공은 앞니를 닦지 않아서 치석이 그 부위만 생겼을까요? 칫솔질만으로는 설명할 수 없으며 교합으로 설명이 가능해지는 상황입니다. 위아래 앞니들은 침을 삼킬 때는 닿지 않다가 아래턱이 앞으로 움직이면서 비로소 닿게 되며, 이때는 뒤쪽에 있는 어금니들이 닿지 못하고 또 그래야만 합니다. 만일 어떤 이유로 아래턱을 내밀 때 위아래 앞니들도 닿고 위아래 어금니들도 닿게 되면, 교근이 긴장하며 이때 발생된 교합력은 어금니뿐만 아니라 앞니들에게도 작용됩니다. 어금니들은 이 힘을 충분히 감당할 수 있지만 어금니의 1/8 정도의 교합력을 감당하는 앞니들은 교근의 힘을 견디지 못하며 치질이나 치주에 문제를 나타내게 됩니다.

→ 앞니를 위아래로 절단하여 옆에서 본 사진입니다.

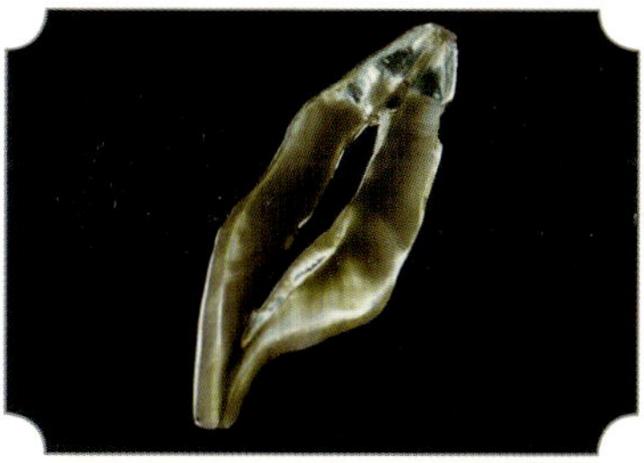

절단 부위가 얇아서 칼질을 하듯이 음식을 잘 벨 수 있는 형태입니다. 칼질은 세게 할 필요가 없지만 잘못된 교합에서는 칼질을 마치 절구질처럼 하기도 하며 따라서 치아가 쉽게 망가집니다.

→ 침을 삼킬 때 위아래 앞니들이 서로 접촉하는 전치 부위 절단교합 상태의 사진입니다.

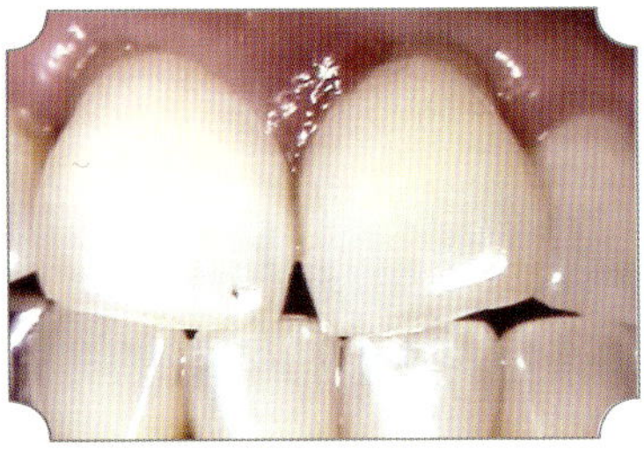

위 앞니에 잇몸이 부었습니다. 물론 뼈도 약해졌겠죠. 잇몸치료도 중요하지만 교합상태를 살피는 것이 무엇보다도 중요합니다.

혹시 약을 찾으시나요? 그런 약 없습니다. 시험을 못 봐서 선생님께 종아리를 맞으면 어떻게 하나요? 물론 요즘에 이런 선생님은 찾아보기 어렵겠지만 아무튼 맞았다고 가정해 봅시다. 집에 돌아와서 열심히 찜질하고 마사지하고 약을 바를까요? 다음 날 또 맞는데? 종아리가 아프지 않으려면 공부를 열심히 해서 시험을 잘 보고 선생님께 맞지 않아야 합니다. 학교 가는 날마다 선생님께 맞으면 백약이 무효합니다.

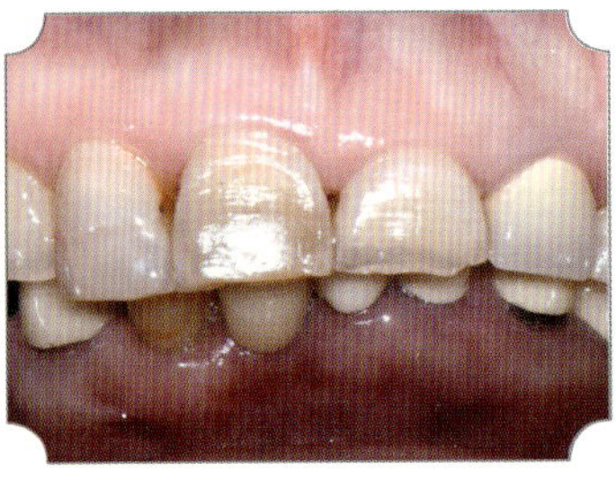

위아래 앞니들이 서로 싸울 때 다행히도(?) 치질이 달려나가면서 때때로 싸우지 않게 되면 치주조직은 건강을 겨우 유지하기도 합니다. 만약 치아가 닳지 않았다면 그 충격이 치아뿌리를 타고 전달되어 위 사진처럼 치주조직에 문제가 생겼을 가능성이 큽니다.

이와 비슷한 사례는 어금니에서도 볼 수 있습니다. 어금니를 흔드는 힘이 가해지면 치주인대가 약해지면서 치조골도 약해지고, 따라서 결국 잇몸이 붓게 됩니다. 그러나 어금니를 흔들려고 힘이 가해지는데, 힘을 받는 어금니의 일부분이 깨져 버리면 더 이상 그 치아를 흔들 수 없게 되어 결국 그 치아는 건강한 잇몸은 유지할 수 있게 됩니다.

➜ 위아래 어금니들이 싸우고 있는 상태입니다. 위 어금니들이 아래 어금니에 밀려 노란색 화살표 방향인 입천장 쪽으로 움직이려 하고 있습니다. 파란색 화살표는 아래 어금니와 싸우는 부위를 가리킵니다.

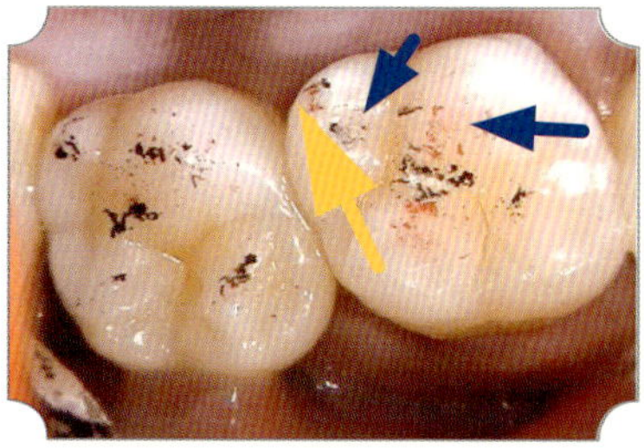

➜ 입천장 쪽의 치주인대가 파열되어 제기능을 못 하며, 따라서 치조골도 약해진 상태입니다. 더욱이 여기에 세균이 침투할 경우 입천장이 붓게 됩니다. 빨간색 화살표는 부은 잇몸을 가리킵니다. 곧 고름이 빠져나올 기세입니다.

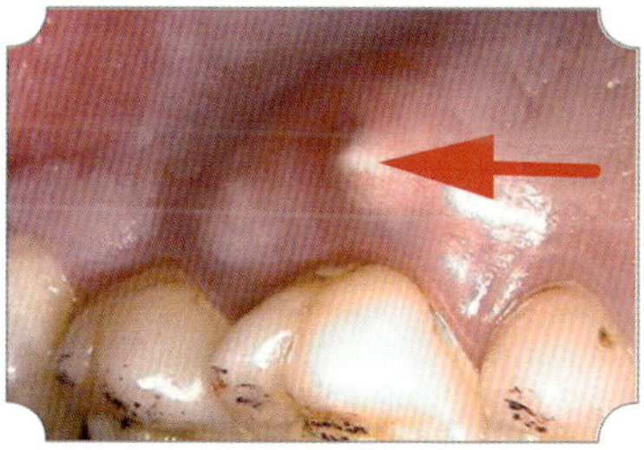

➜ 왼편은 입천장 쪽의 치아 일부가 깨져 달아났습니다. 아래 어금니는 더 이상 이 치아와 싸울 수 없게 되고, 따라서 비록 저작할 때 제기능은 다하지 못하겠지만 잇몸은 건강하게 유지할 수 있습니다.

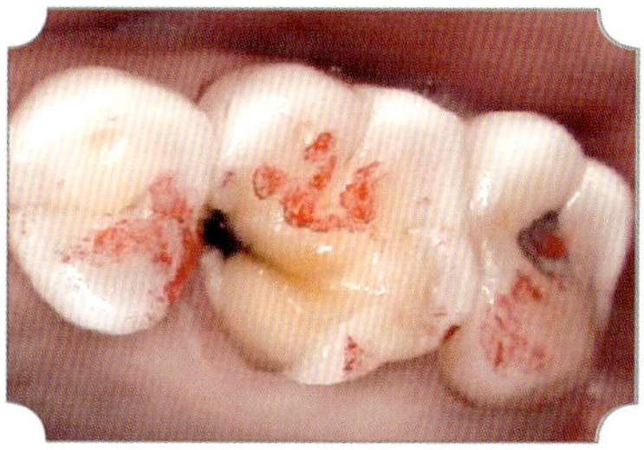

갑자기 도마뱀 꼬리가 생각나네요.

이 경우엔 꼬리가 아니라 다리 정도 될까요?

21. 사랑니는 꼭 빼야 하나요?

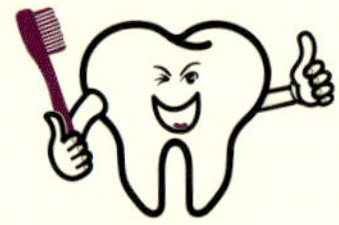

사랑니를 포함한 나머지 치열이 정상이거나 교합상태도 양호한 경우에는 사랑니를 꼭 뺄 필요는 없습니다. 하지만 사랑니가 매복되어 있거나 사랑니가 덜 났던지, 치열이 좋지 않은 경우에는 사랑니로 인해 심각한 결과가 초래되기도 합니다. 따라서 잘못난 경우 거의 발치할 상황이라고 보아도 좋습니다.

교합과 관련지어 보면,(편의상 왼쪽 사랑니가 납니다고 생각하고 문제점을 간추려 보겠습니다.) 턱이 오른쪽으로 움직일 때 왼쪽 사랑니가 위쪽 치아와 닿게 되면 턱관절장애가 왼쪽에서 나타납니다. 또한 아래 사랑니와 위쪽 어금니가 서로 세게 물리게 되어 치아가 흔들리게 되고, 음식물이 잘 끼며, 치아의 교합면이 찢어집니다. 즉 잘 썩게 됩니다. 턱이 왼쪽으로 움직일 때 사랑니(8번 치아)의 바로 앞 어금니(7번 치아)가 위쪽 어금니와 계속 닿게 되면 8번 치아는 가만히 있는데 7번 치아가 볼과 혀 쪽으로 흔들리게 됩니다. 만약 사랑니가 잘 났다면 상관없지만, 사랑니가 7번 허리를 밀고 있는 경우에는 멀쩡한 7번 치아의 허리가 패여 나갑니다. 7번에 문제가 생겼지만 환자분은 8번으로 인해 그렇다고 생각하여 8번을 뽑고 난 후 계속 문제가 남아서 그때서야 7번을 치료하는 경우도 많습니다. 혹, 8번을 잘못 뽑아서 7번이 안 좋아졌다고 생각하는 경우도 있으며, 인제 막 개업한 치과의사는 당황하기도 합니다. 턱이 앞으로 움직일 때도 문제가 됩니다. 앞으로 움직일 때는 앞니끼리 닿기 위해서입니다. 앞니끼리 물 때는 세게 물 수 없습니다.

테스트해 보세요. 하지만 앞니끼리 물 때 사랑니가 위쪽 어금니와 같이 닿게 되면, 세게 물 수 있게 되고 앞니에도 강한 교합력이 작용됩니다. 심한 경우 앞니가 잘 닳게 되거나 입술 쪽으로 넘어지며 치아 사이가 벌어지는 경우도 생깁니다.

22. 뽑아야 할 치아가 아프다면 바로 뺄 수 있나요?

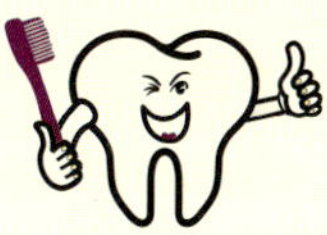

발치할 경우, 아플 때는 가급적 뽑지 말고 아픈 정도가 어느 정도 완화된 후에 뽑는 것이 좋습니다. 정작 뽑을 치아가 아플 경우도 있지만, 염증이 심한 경우에는 치아 주위에 조직들이 염증상태인 경우가 대부분입니다.

많은 분이 아픈 치아만 뽑아 버리면 괜찮을 것이라고 생각하시지만, 그냥 뽑으면, 이런 염증조직들을 치아뿌리가 자극하는 결과가 되어 오히려 덧나기 쉬우며 또 염증 부위는 조직이 산성화되어 있어서 마취도 잘 되지 않아 뽑을 때 무척 아프답니다. 따라서 뽑기 전에 미리 잘 달래야 합니다.

치과에서 발치 전에 미리 치료를 받고 약을 복용하여, 치아 주위조직의 염증이 완화된 후에 발치를 해야 덧나지 않습니다.

23. 싸우는 치아, 싸우게 만드는 치아

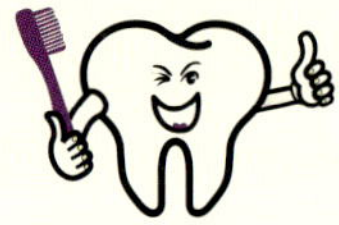

▩ 치아가 자기 역할을 다하지 못할 때 몇 가지 유형으로 결과가 나누어집니다.

1 자기는 말짱하고 남에게 피해를 줍니다.

2 자기도 약간 피해를 입지만 남이 더 피해가 큽니다.

3 자기도 많이 피해를 입고 남도 많이 줍니다.

4 자기가 많이 입고 남에게 조금 줍니다.

5 순전히 자기만 피해를 입습니다.

6 자기만 피해를 입다가 피해가 심해지면 남을 걸고 넘어집니다.

▩ 싸우는 유형도 몇 가지가 있습니다.

1 강대국끼리 싸우게 될 경우 그 싸움이 오래가고 서로 지치게 되며, 한쪽이 결국 패배하지만 승리한 쪽도 피해가 크다. 따라서 전쟁 후 복구 시일이 오래 걸리는 경우도 있고, 복구가 힘들어 원조를 받아야 되는 경우도 있고, 원조를 해줘도 결국 패탄을 맞는 경우도 있습니다.

2 강대국과 약소국이 싸워서, 약소국이 조기에 패배합니다. 약소국의 항복을 받아주지 않는다. 냉정한 세계입니다.

3 약소국끼리 싸움을 부추겨서, 한쪽이 승리하게 만들기도 하고 장기전을 유도하기도 합니다. 약소국이라서 힘이 없고, 따라서 서로 잔펀치를 교환하니까 오래가기도 하지만 가랑비에 옷 젖는다고 오래 맞다 보면 여기저기 멍이 들어서 회복하기 힘들 경우도 있습니다.

4 강대국끼리 싸우면서 자기들끼리 싸울 일이지 힘없는 약소국에게 원조를 요청해서 약소국이 먼저 망해 버리는 경우도 있습니다.

5 또, 약소국끼리 싸우다가 강대국이 어느 한편을 들어주면 싸움이 빨리 끝납니다.

전쟁피해의 유형도 여러 가지입니다. 전쟁기간이 길수록 강력한 무기를 사용했을수록 그 후유증이 크며, 정도의 차이는 있겠지만 이긴 쪽이나 진 쪽에 다같이 나타납니다.

■ 후유증을 보면

1 자기 몸의 일부분이 달아납니다.

2 자기 몸 여기저기 깊게 찢어진 상처가 남습니다.

3 조금만 건드려도 예민하게 반응합니다.

4 추위를 못 참습니다.

5 몸의 상처가 심해 균에 감염되어 죽어 버립니다.
(치아는 일단 치수가 감염되면 회복이 안 됩니다.)

6 옷이 누더기가 되고 여기저기 때가 낍니다.

7 진 나라는 이긴 나라가 하자는 대로 합니다. 이리 가자면 이리 가고 저리 가자면 저리 갑니다. 하지만 이긴 나라도 힘이 부족한 경우 끄는 힘이 작아 덜 끌려갑니다.

치아의 세계는 사정을 봐주는 게 없습니다. 너무너무 냉정한 세계입니다. 사람은 먹는 것을 중요하게 생각합니다. 안 먹으면 굶어죽으니까 치아를 싸우게 해서라도 밥을 먹습니다. 싸움은 치과의사만이 말릴 수 있습니다. 치과의사만이 어떤 치아가 게으름을 부리고, 어떤 치아가 너무 중노동을 하고 있고, '고래싸움에 새우등 터지는 꼴'을 당한 치아가 어떤 것이고, 어떤 치아가 더러우며, 어떤 치아가 싸움을 부추기는가를 확인하여 싸움을 말립니다. 그런 다음 각기 제 할일을 하게끔 환경정리를 하고, 때워주고, 세우고, 부목을 대고, 다리를 놓습니다. 이런 작업은 엄청난 정확도가 요구됩니다. 왜냐하면 1/100mm의 오차를 가지고도 치아들은 불편한 증상을 보이며, 또다시 싸우기 때문입니다. 따라서 치과의사들은 그야말로 정확하게 맞추고 맞추고 또 맞춥니다.

다듬을 때 고무로 다듬습니다. 쇠를 돌로 문지르면 금방 닳겠지만 고무로 문지르면 어떻게 될까요? 엄청난 시간과 정열을 투자해야 비로소 싸움을 말리게 됩니다.

24. 아말감에 대해...

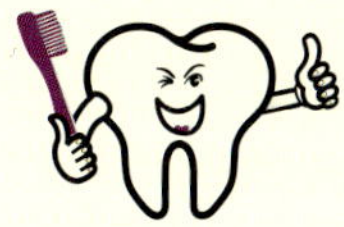

비록 금속에 대해서는 문외한일 망정 아말감을 모르는 사람은 없을 것입니다. 1818년에 소개된 이후 치과 역사상 가장 오래 사랑받고 있는 재료가 아닌가 싶습니다. 또한 보험치료가 가능하여 많은 환자분께서 이 재료로 치료를 받아서 잘 쓰고 계십니다.

아말감이란 무엇일까요?

원래 뜻은 수은과 수은이 아닌 다른 금속과의 합금입니다. 치과에서는 수은과 은을 주로 사용하여 아말감을 만들며, 그 외에 치과재료에서 요구하는 성질을 보강하기 위하여 주석이나 구리 · 아연 등을 사용합니다.

치과에서는 아말감을 만들 때, 이미 치과에서 요구하는 성질을 갖춘 아말감합금과 수은을 섞게 되며, 아말감합금은 분말형과 정제형이 있습니다. 아말감합금과 수은을 캡슐에 넣은 후 아말감연화기에 장착하여 좌우로 흔들어 혼합시키면 아말감이 됩니다. 잘 반죽되어 나온 아말감은 치과기구에 의해 치료하는 부위에 채워지고 다져지고 조각되며, 시간이 지나면서 이 재료는 굳기 시작하고 일정 시간이 지나면 단단해져서 저작력에 잘 견딜 정도가 됩니다. 강도는 재료에 따라 약간씩 다르지만 약 500MPa(72000psi)의 압축강도를 보입니다. 인장강도는 약 60MPa(9000psi)로서 압축강도의 약 1/8밖에 안 되며 문제는 바로 이 인장강도가 너무 낮아서 마찰력이 약하다는 데 있습니다.

치아는 썩는 부위가 다양합니다. 구치부는 교합면과 볼 쪽의 협면, 그리고 혀 쪽인 설면, 앞뒤 치아와 닿는 부위인 인접면으로 나뉩니다. 교합면의 한 면만 썩고 또한 썩은 부위가 좁을 때는 아말감은 자기 역할을 충실히 해냅니다.

왜냐하면 나머지 치질이 두껍게 남아서 이 재료를 잘 감싸는 형태이기 때문입니다. 하지만 인접면이 썩은 경우, 치아는 치질의 한쪽 면이 없는 상태가 되어서 재료를 감싸는 형태가 되지 않으며, 열린 쪽으로 이 재료는 직접 인접치아와 닿게 됩니다.

어깨를 맞대고 좌우로 서 있는 다섯 명의 사람을 상상해 봅시다.

사람들이 어깨를 맞대고 좌측으로 몸을 기울이면 어깨는 서로 비비게 되며 마찰이 생깁니다. 어깨의 천이 해져서 다른 천으로 덧댈 경우, 바느질을 하기 위해서는 옆사람을 잠깐 비키도록 해야 합니다. 그래야만 천과 바느질할 공간이 확보되고 다른 사람의 어깨 천과 닿는 부위를 제대로 만들 수 있습니다. 바느질할 때는 위에서 볼 때도 둥글게, 옆에서 볼 때도 둥글게 만들어서 전체적으로 볼록 나온 둥근 형태로 꿰매야 합니다.

반죽된 재료를 채워서 원래의 형태로 재현하기는 거의 불가능하며 형태가 닮는 데도 많은 시간이 소요됩니다. 또한 치아 사이를 벌린 상태에서 원상태로 만든 후에 교합과 인접상태를 조종해야 하는데, 이 작업은 아말감이 어느 정도 경화된 후라야 가능합니다. 잘했더라도 기능 중에 인접치와 서로 강하게 닿은 상태에서 교합생리적으로 마찰력이 항상 가해지며, 인접면을 매끈한 상태로 또한 어깨높이를 같도록 만들지 못하면 더 강한 마찰력이 발생합니다.

25. 크라운과 모자

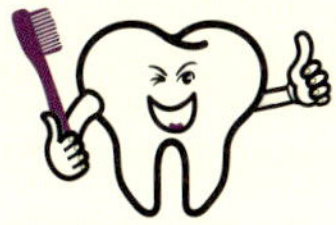

중절모는 유럽에서 시작되어 키가 높은 것부터 낮은 것까지 형태가 다양하게 변화되면서 오랫동안 지속되었습니다. 우리나라에도 한때 중절모가 유행인 시절이 있었습니다. 바람이 좀 세게 부는 날은 모두 한 손으로 중절모 테두리를 잡고 거리를 걷는 사람들의 모습이 눈에 많이 띄었습니다. 모자재료도 다양해서 가죽 · 천 · 쇠, 심지어 종이까지 있으며, 학생도 쓰고, 군인도 쓰고, 산업역군들도 씁니다. 또한 치아도 모자를 씁니다. 금모자 · 쇠모자 · 도자기 모자 등등. 모자를 쓰면 모자 두께만큼 머리가 커지게 됩니다. 치아는 절대로 큰 모자를 쓸 수 없습니다, 가끔 돌팔이가 말도 안 되게 큰 모자를 씌워 놓습니다. 치아 모자는 요구되는 모자의 두께가 있습니다. 너무 두꺼운 모자를 쓰면 치아가 작아져서 약해지고, 너무 얇은 모자를 쓰면 모자가 약해지므로 정해진 두께의 모자를 써야 합니다. 또한 치아에 모자를 씌우기 위해선 모자 두께만큼 깎아야 하는데, 이때 절대로 옆에 있는 멀쩡한 치아를 깎아서는 안 됩니다. 인접치를 잘못해서 손상시킬 때는 꼭 인접치의 가장 튀어나온 부위(어깨)를 깎게 되며, 멀쩡해야 할 치아의 어깨가 망가지면, 나중에 아무리 비싼 모자를 씌워도 어깨동무가 되지 않아서 서로 망가집니다. 입 속에는 바람이 불지 않습니다. 하지만 바람보다도 더 센 저작력이 하루에도 몇천 번씩 모자를 벗기려고 합니다. 따라서 잘 벗겨지지 않도록 모자를 만들어야 하며 그 모자 규격에 맞게 깎아야 합니다.

주위에 흔히 볼 수 있는 물건을 예로 들어 봅시다. 맥주잔 두 개와 소주잔 두 개가 있습니다. 맥주잔을 엎어놓고 또 다른 맥주잔을 그 잔 위에 엎으면, 덮은 잔은 움직이지 않습니다. 소주잔 위에 다른 소주잔을 엎어놓으면 잘 기울어지고 잘 빠집니다. 소주잔은 길이도 짧고, 소주잔의 벽이 평행하지 않기 때문입니다. 모자를 최대한 가급적 깊숙이 눌러 써야 한다고 해서, 맞지도 않는 크라운을 너무 깊이 눌러서 잇몸이나 뼈를 눌러서 다치게 해서는 안 됩니다. 크라운은 기성품이 없습니다. 대충 커다란 모자를 쓰면 머리에 다 들어가는 그러한 크라운을 만들어서는 안 됩니다. 머리 둘레를 재서 만든 맞춤 모자처럼 그야말로 딱맞는 쇠모자를 써야 합니다.

26. 크라운과 재료

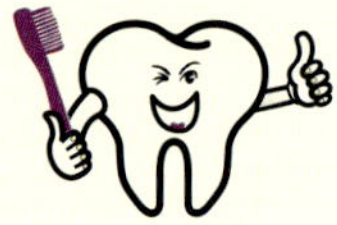

치아는 10마이크론 두께를 감지해 냅니다. 10마이크론은 천분의 10mm입니다. 누룽지를 먹다가 누룽지가 치아에 달라붙어 떨어지지않을 때 혀로 밀어보기도 하고 손톱을 사용해 보아도 떨어지지 않던 기억이 누구나 있을 것입니다. 꽉 물어서 납작하게 만들어 보기도 하지만, 결국은 젓가락이나 다른 연장을 사용해서 떼낸 후에야 비로소 불편한 감각에서 해방되었던 경험 또한 누구나 한번쯤 해 보았을 것입니다.

치과에서는 교합지라는 색종이를 사용하여 인공치가 대합치와 잘 기능하는지를 확인합니다. 교합지의 두께는 8마이크론부터 시작해서 약 80마이크론이 넘는 것도 있습니다. 교합지는 두꺼울수록 어금니의 뒤쪽 치아만 많이 닿게 되며 넓게 표시됩니다. 하지만 얇을수록 모든 치아에 골고루 닿게 되며 닿는 자리를 정확히 보여 줍니다. 1/100mm도 안 되는 교합지를 사용하여 인공치의 교합면을 맞추더라도 결국은 8마이크론만큼의 오차가 발생합니다. 오래된 인공치의 교합면을 보면 닿는 자리가 매끈하게 광이 나는 것을 볼 수 있는데, 이 자리는 대합치와 계속 기능하는 자리이며, 대합치에 의해 만들어진 자국입니다. 귀금속이 많이 들어갈수록 인공치는 연해지게 되며, 많이 눌리는 자리는 쉽게 뭉개져서 결국 대합치와의 편안한 관계를 쉽게 찾아갈 수 있습니다. 그러면 비귀금속인 인공치라도 처음에 신경 써서 만들면 되지 않느냐고 반문할 수도 있습니다.

자연치는 정상적인 기능 중에 닳게 됩니다. 인공치도 마찬가지로 닳아야 합니다. 치아가 닳게 되면서 인접관계가 바뀌고 또한 교합관계가 바뀌게 됩니다. 하지만 닳지 않는 인공치는 대합치를 두 배로, 인접치 또한 두 배로 닳게 만듭니다. 따라서 인공치로 인해 소중한 자연치가 빨리 망가지게 됩니다.

차라리 자연치아보다 빨리 망가져서 다시 인공치를 만들어 끼우는 게 경제적이지 않을까요? 그러면 비귀금속이면서 단단하지 않은 재료로 사용하면 되지 않느냐고 또 반문할 수도 있습니다.

쇠반지 낀 분 나와 보세요! 구강 내 환경은 무시무시합니다.

항상 흐린 날씨에 습도도 높습니다. 엄청나게 더운 날도 있고, 무지하게 추운 날도 있습니다. 강한 산성비가 내릴 수도 있고, 알코올이 마냥 들어와서 구강 내를 오랫동안 소독하기도 합니다. 혹독한 시련에 견디면서 치아의 형태를 재현하는 데 마땅한 재료를 찾다 보면 이러한 환경에 잘 견디는 재료를 찾게 되었는데, 이런 조건을 만족시키는 재료가 바로 금이라는 사실을 곧 알게 됩니다.

귀금속 반지를 손가락에 끼고 비귀금속 치아를 입 속에 담근 채로 사는 것보다는 비귀금속 반지에 귀금속 치아를 하는 것이 건강에 훨씬 도움이 되리라 생각됩니다.

27. 크라운의 수명

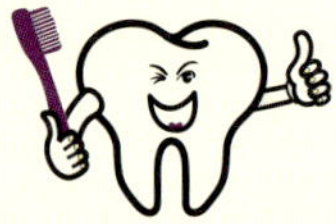

자연치아는 나이를 먹어감에 따라 닳게 되는데, 이런 aging process(노화)는 사람마다 차이가 있으며, 음식에 따라 차이가 나기도 합니다. 그리고 이런 차이를 만드는 가장 중요한 원인은 바로 교합에 있습니다.

연세 드신 분의 어금니 봉우리(교두)가 남은 것을 보기도 하는가 하면, 이제 고등학생이 어금니의 교합면이 몽땅 닳아서 소이빨처럼 된 경우도 있습니다. 자연치아가 어떤 이유로 해서 망가져서 보철물을 하게 되면, 보철물은 치아의 일부분으로 작용하게 됩니다. 따라서 자연치에 나타나는 노화현상이 그대로 적용됩니다.

어금니는 절구질을 하는 치아입니다. 절대로 맷돌질을 하는 치아가 아닙니다. 하지만 교합관계가 좋지 않으면, 앞니는 어금니를 보호하지 못하게 되며 어금니가 맷돌질을 하도록 허용해 버립니다. 맷돌질을 하여 망가진 어금니가 있습니다. 그 치아를 보철치료를 했는데, 계속 맷돌질을 하면 어떻게 될까요? 크라운이라는 모자가 벗겨집니다. 치과의사는 더 강력한 접착제가 없나 찾게 되지만 소용이 없는 것을 알게 됩니다. 맷돌질하는 크라운에 금이 안 들어가면 크라운이 너무 단단하여 잘 벗겨집니다. 이런 과정에서 대합하는 자연치가 잘 닳게 됩니다. 맷돌질하는 크라운에 금이 많이 들어가면 크라운이 잘 닳게 됩니다. 따라서 모자가 잘 벗겨지지 않습니다. 하지만 크라운에 구멍이 잘 납니다. 맷돌질하여 망가진 자연치를 크라운 치료할 때, 더이상 맷돌질하지 않게 한 후 보철치료를 하면 예후가 좋습니다.

금이 많이 들어간 크라운을 하면 더욱 좋겠지만, 금이 적게 들어간 크라운도 맷돌질하는 경우보다는 양호합니다. 맷돌질하는 어금니는 언젠가는 옆으로 흔들리게 됩니다. 따라서 치아가 흔들리는 이유로 치주인대가 망가지고, 이어서 뼈가 망가지며 잇몸도 붓게 됩니다.

28. 때운 재료가 잘 빠진다면?

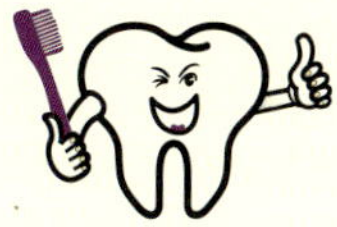

치아에 구멍이 생기면, 치과에서는 일단 와동을 형성합니다.

와동은, 나중에 보철물이 치아 속에서 잘 견딜 수 있는 형태로 만듭니다.

⊠ 와동과 관련지어 재료가 잘 빠지는 경우를 살펴보면 다음과 같습니다.

1 와동을 얕게 형성하면 재료가 잘 탈락되거나 변형됩니다.

2 와동벽의 경사도가 클수록 재료가 잘 탈락됩니다.

– 구두상자 뚜껑을 열기는 쉽지 않죠. 왜냐하면, 비록 조금 덮지만 뚜껑 벽이 서로 평행하기 때문입니다.

3 와동의 바닥이 편평하지 못하면 재료는 잘 탈락됩니다.

4 와동이 치아 옆으로 확대된 경우, 재료가 옆으로 빠지지 않도록 교합면에서 볼 때 제비꼬리 모양으로 와동을 형성합니다.

대개 위 네 가지 규칙이 안 지켜지면 아무리 강한 접착제을 이용해도 재료는 잘 탈락됩니다. 반대로, 위 네 가지 규칙을 잘 지키면 흔히 사용하는 접착제를 이용해도 재료는 빠지지 않습니다.

⊠ 다음, 와동을 메우게 되는 재료의 형태입니다.
재료의 형태가 잘못되어도 재료가 잘 빠지며, 살펴보면 다음과 같습니다.

1 턱이 옆으로 움직일 때 재료가 대합하는 치아와 계속 닿는 경우입니다.

턱이 옆으로 움직일 때 계속 닿는 치아는 송곳니이며, 턱이 앞으로 움직일 때 계속 닿는 치아는 앞니(중절치 · 측절치)입니다. 어금니(소구치, 대구치)는 침을 삼킬 때 같이 양쪽 어금니가 동시에 닿을 때만 닿아야 하며, 계속 닿는 경우는 위아래 어금니가 서로 싸우게 됩니다.

2 치아의 인접면(앞뒤 치아가 닿는 자리)이 썩어서 때울 때, 인접치아와 닿는 곳의 재료 형태가 잘못되면 재료가 잘 빠집니다.

치아들은 마치 사람들이 어깨를 맞대고 서로 서 있는 것과 비슷합니다. 위아래 치아가 물리면 아래 치아가 앞으로 넘어지게 됩니다. 앞으로 기울 때, 뒤쪽 어깨가 위로 들리게 됩니다. 즉 치아들의 인접면들은 서로 부비게 됩니다. 재료의 형태가 잘못되어 마치 어깨에 뽕을 잔뜩 넣은 웃옷처럼 만들어지면, 뽕을 넣은 어깨가 인접치아의 어깨를 올라타고 있어서 비비질 못하고 인접치아의 어깨를 짓누르게 되며, 반대로 인접치는 뽕이 잔뜩 들어 있는 웃옷을 내려오지 못하게 받치고 있는 꼴이 됩니다. 웃옷이라면 잘 벗겨지려고 들썩거리게 되겠지만, 재료는 접착제로 고정되어 있기 때문에 당장은 탈락되지 않습니다. 하지만, 식사 때마다 힘이 작용하여, 결국 접착제가 망가지고 재료는 탈락하고 맙니다. 이해가 잘되지 않으면, 키가 같은 세 분이 서로 어깨를 대고 옆으로 몸을 기울여 보세요.

이해가 잘 되지 않으시면, 키가 같은 세 분이 서로 어깨를 대고 옆으로 몸을 기울여 보세요. 마지막으로 재료가 잘 빠지는 원인이 치아에 남아 있기 때문입니다. 잘 익은 밤을 깔 때, 밤톨을 잡아 뽑아도 되지만 밤 껍질을 벌려도 밤톨이 빠져나옵니다. 단단한 치아도 외력을 가하는 순간 변형되며, 이때 재료가 잘 빠집니다.

★
냉장고 속 플라스틱제빙기에서 얼음조각을 꺼낼 때, 얼음조각이 잘 빠지지 않으면 플라스틱제빙기를 비틀어 봅니다. 그러면 얼음조각이 쉽게 빠집니다.

위에서 말씀드린 와동 형성 원칙이나, 재료가 갖추어야 할 형태를 제대로 갖추었더라도, 애당초 왜 치아가 썩게 되었는지 그 원인을 제거하지 못하면 또 망가집니다(이 원인으로 인해 멀쩡한 치아가 썩었기 때문이며, 치료비를 많이 들여서 치료받은 치아는 원래 멀쩡했던 치아보다는 못하다는 사실을 기억하십시오.).

보철치료를 하게 되는 이유는

치아가 썩는다는 표현은, 치질의 변형 때문입니다. 이런 치질의 변형은 원초적으로 그 원인이 치아에 가해진 좋지 않은 힘입니다. 즉, 좋지 않은 힘으로 인해 치아는 찢어지고, 찢어진 균열 속으로 음식물찌꺼기가 녹아 들어가며, 세균의 작용으로 산성물질이 생성되며,이 산성물질은 치질을 약화시킵니다. 따라서 보철치료를 받기 전, 치아를 망가지게 한 원인을 알아내어 제거해야 합니다. 이런 원인 치료로서는 교합조정을 들 수 있습니다.

치열이 좋지 않아서 치아가 빨리 망가질 경우에는 교정치료가 요구되기도 합니다.

29. 임시치료?

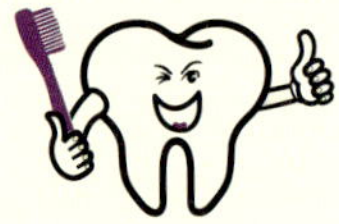

간혹 치료를 받으러 오신 분들 중에는 임시치료를 원하시는 분이 계십니다. 입 속을 보면 아말감으로 대충 때워진 곳도 보이고, 아말감이 깨져나가서 속의 접착제가 하얗게 노출된 곳도 보이며, 음식물이 끼어서 입냄새도 심하고 잇몸도 여기저기 부어 있습니다.

치아의 소중함을 알고 계시는 분들은 조금만 썩어도 치과를 찾습니다. 또한 치료비가 다소 비싸더라도 최선의 방법을 선택하여 치료를 받습니다. 치아의 소중함을 모르시는 분들은 임시치료를 원합니다. 어떤 분은 치아로 인해 고생할 때 치과를 원망하기까지 합니다.

무는 힘은 우리의 상상을 초월합니다.

치아의 교합면 1㎠의 면적에 쌀 한 가마니를 올려놓아도 치아는 견딥니다. 치아는 이런 힘을 받아도 견디게끔 만들어져 있으며, 치료다운 치료를 한다는 것은 이런 기능을 할 수 있도록 회복해 주는 것입니다.

썩은 부위를 갈아내고 치과재료를 사용할 때, 부위에 따라 사용되는 재료가 다릅니다. 어떤 재료는 색깔도 곱고 다루기도 쉽지만 너무 약하고, 어떤 재료는 단단하긴 한데 잘 깨지며, 어떤 재료는 다 좋은데 색이 좋지 않습니다. 심지어는 너무 단단해서 좋지 않은 재료도 있습니다. 재료선택은 일차적으로 치과의사의 몫이며, 그 이유를 환자분에게 설명해야 하는 것은 치과의사의 의무사항입니다. 그리고 치과의사가 추천하는 재료들 중에서 고르는 것은 환자분의 몫입니다.

재료가 잘 닳든지 쉽게 깨지면 다시 이상이 생깁니다. 아예 눈에 띄게 깨져 달아나 버리면 괜찮겠지만, 눈에 띄지 않게 닳았다든지 실금이 가서 그 균열 속으로 침에 녹은 세균이랑 음식물 찌꺼기가 들어간다면 입냄새도 심해지고 치아는 보이지 않는 곳에서 다시 썩기 시작할 것입니다. 치아들은 시계 속의 톱니바퀴와 같습니다. 톱니가 닳았다고 생각해 보십시오. 아니면 톱니 이빨 한 개가 빠졌다고 생각해 보십시오. 치아 한 개가 문제가 생기면, 이로 인해 인접치뿐만 아니라 대합치도 영향을 받게 되고, 한쪽으로만 씹는 습관이 생기게 되며, 턱이 한쪽으로 틀어지게 됩니다. 임시로 때워 달라는 분이 있습니다. 임시로 때울 때는 쉽게 제거할 수 있는 재료를 사용합니다. 이런 치료를 받는 경우, 식사할 때는 치료받는 쪽으로 음식을 씹으면 안 됩니다. 음식을 씹는 힘이 임시로 때운 재료를 망가뜨릴 수 있기 때문입니다. 아말감으로 대충 때워 달라고 하는 분도 있고, 빨리 치료를 해 달라며 서두르시는 분도 있는데, 절대 치과의사는 이런 요구를 들어주면 안 되며, 이런 요구를 들어주면 손해를 보는 쪽은 항상 환자분이라는 사실을 스스로 꼭 알고 계셔야 할 줄 압니다.

치아를 치료하기 위해선 시간을 투자해야 하고, 꼭 이 치아를 살리기 위해 치료를 받고야 말겠다는 의지가 필요합니다. 어떤 치료가 치아를 위해 최선인지를 살펴서 무조건 싼 것으로 치료받겠다는 생각보다는 제대로 된 치료를 받아야겠다는 현명한 판단이 우선되어야 한다고 생각합니다.

30. 많이 깎지 말아요?

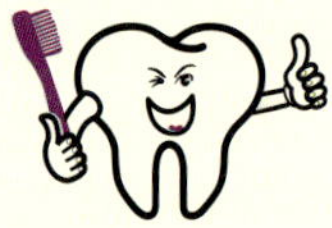

치아 한 개가 때울 수 없을 정도로 망가지면 치아를 마치 왕관처럼 금속으로 씌우게 됩니다. 이때 보통 영어로 크라운(crown)을 한다고 하며 크라운은 왕관이라는 말의 영어표기입니다. 크라운을 할 때는 치아의 껍질에 해당하는 부위를 삭제하고 삭제한 두께만큼 금속이 들어갑니다. 보철치료를 하러 오신 분 중에는 치아를 많이 깎지 말라고 부탁하시는 분도 계시고, 또는 크라운을 두껍게 해달라는 분도 계십니다. 많이 깎으면 두껍게 할 수 있지만 치아가 약해집니다. 두껍게 깎고 얇게 만들면 치아의 크기가 작아져서 후에 문제가 발생하고, 얇게 깎고 두껍게 하면 치아의 크기가 커지게 되어 나중에 문제가 됩니다. 두꺼운 게 좋다고 치아를 이쑤시개만큼 만들어 크라운을 두껍게 만들면 속의 치아가 부러질 것이고, 얇게 깎는 게 좋다고 그렇게 하면 금속의 두께가 얇아져 결국은 무는 힘에 의해 변형되고 쉽게 구멍이 날 것입니다. 따라서 치아나 금속이 갖고 있는 물성이 최대의 성능을 발휘할 수 있도록 적절한 삭제와 적절한 두께 부여가 중요합니다.

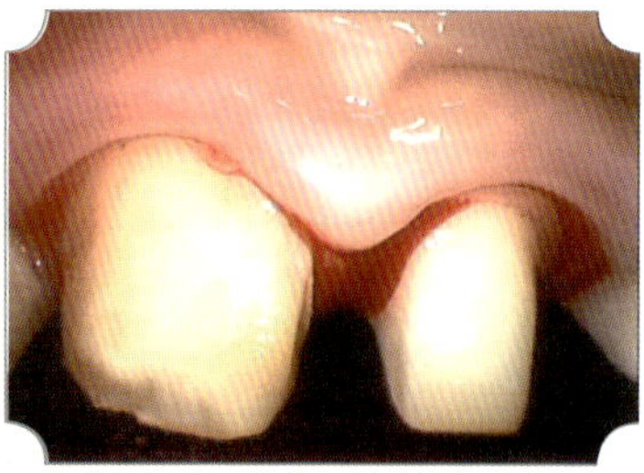

→ 왼쪽 치아는 덜 깎인 치아입니다. 여기에 크라운을 하게 되면 원래 치아보다 커지게 됩니다.

사진에서 오른쪽 치아는 왼쪽 치아를 더 삭제한 치아입니다. 이 정도가 되어야 비로소 크라운을 적절한 두께로 만들 수가 있으며, 보다 자연스러운 인공치를 만들 수 있습니다.

31. 입냄새가 심한 경우...

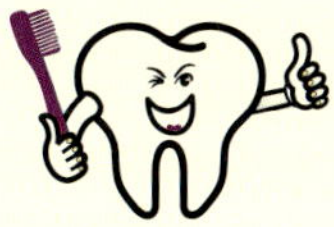

어금니는 저작력에 엄청 강하게 설계되어 있습니다. 교합면이 넓게 되어서 음식물을 많이 담을 수 있고, 위 어금니가 절구질을 하여 음식물을 분쇄하게 됩니다. 교합면이 1㎠인 경우 쌀 한 가마니 정도는 견딜 수 있습니다. 하지만 여자치과의사도 이런 어금니를 쉽게 뺄 수 있습니다. 치아를 옆으로 밀면 압력을 받은 치근막이 눌려 터지게 되고 치아는 쉽게 빠지게 됩니다.

치아의 뿌리는 치근막이 에워싸고 있으며 이 막은 치아와 뼈를 연결해주고 있습니다. 하지만 치아배열상태가 좋지 않아서 식사 때마다 위 어금니와 아래 어금니가 절구질을 하지 않고 맷돌질을 하면 치아는 순간순간 측방력을 받아서 치아의 치경부(목 부위)부터 치근막이 눌리는 힘을 받게 됩니다.

★ 이 힘은 엄청나서 치근막뿐만 아니라 치아의 교합면도 찢어지게 됩니다.

치근막은 다시 나오려고 하지만 음식을 먹을 때마다 좋지 않은 힘이 가해지므로 결국 치아 쪽 치근막은 영양결핍, 산소부족으로 죽게 되고, 고기를 양념할 때 칼질을 많이 해 놓는 것처럼 이 부위의 치근막도 치아뿌리에 의해 잘 짓이겨진 상태가 되어 있습니다. 칫솔질을 해도 칫솔모가 살 속을 헤집고 들어가지 못하기 때문에 여기에 양념이 배인 것처럼 남아 있는 음식물찌꺼기에 세균이 작용하여 플라그가 형성되며 냄새가 심하게 나게 됩니다. 치료로서는 교합조정을 하여 치아가 자기의 역할만을 수행하게 해야 하며 교합조정으로도 해결되지 않는 경우는 보철치료, 혹은 교정치료를 하여 위아래 치아의 배열상태를 제대로 맞춰야 합니다. 유치열이 좋지 않으면 영구치의 배열이 좋지 않게 될 가능성이 크므로 유치의 관리가 얼마나 중요한지 알아야 합니다. 그 외에 입냄새 원인으로는 전신질환이 있는 경우, 혀의 질환, 기관지질환 등이 있습니다.

32. 잇몸이 찢어집니다.

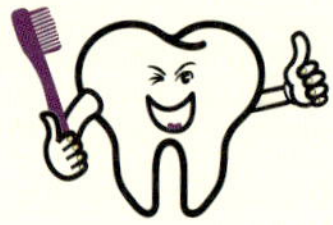

잇몸이 찢어집니다. 칼로 자르지 않았는데도 찢어집니다.

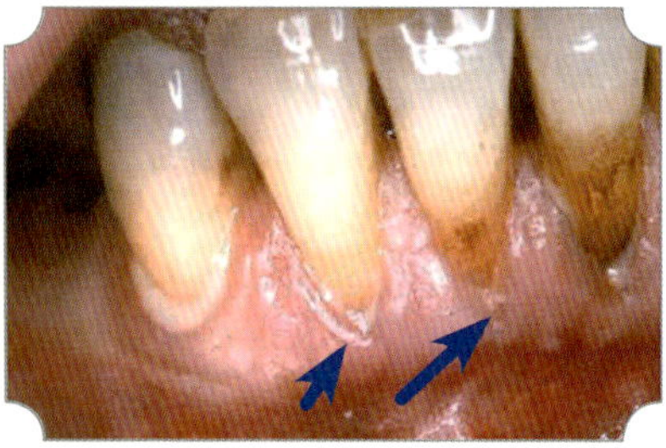

→ 위아래 앞니에 심한 교합력이 작용되면, 치아가 한쪽 방향으로 강하게 밀려납니다.

위아래 앞니에 심한 교합력이 작용되면, 치아가 한쪽 방향으로 강하게 밀려납니다. 치아뿌리가 한쪽으로 강하게 밀리면, 치아뿌리와 치아뿌리를 싸고 있는 치조골의 사이에 있는 치주인대가 눌려 터집니다.

맥주컵 속에 소주컵을 넣고 한쪽으로 기울인다고 가정해 보세요.
길게 선으로 닿고 있는 게 보이시죠?

치주인대가 눌려 터지고 나면 다시 아물어야 하는데 음식을 먹을 때마다 이런 일이 생기면 결국 치주인대는 죽고맙니다. 치주인대가 죽으면, 치주인대가 담당했던 치조골은 점차 흡수됩니다. 그 흡수되는 치조골을 덮고 있던 잇몸 또한 퇴축됩니다. 꼭 찢어진 모양으로 퇴축됩니다. 화살표 부위를 보시면 잇몸이 찢어진 것을 보실 수 있습니다.

33. 치석은 어떻게 만들어질까요?

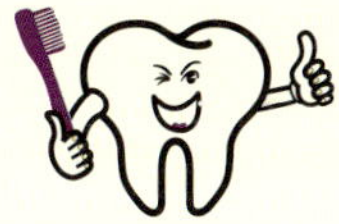

치석은 스스로 이빨이 달려서, 질긴 치주인대를 찢어가며 속으로 들어가는 게 아닙니다. 치석은 마치 동굴의 종유석이 커지는 것과 같습니다. 처음에는 아주 부드러운 상태로 존재하다가, 여기에 침 속의 무기질이 침착되어 단단한 치석이 되는 것입니다.

음식물찌꺼기가 침에 녹아 있는 상태에서, 대개는 자정작용(자기 스스로 청결하게 하는 작용)으로 인해 목구멍으로 넘어갑니다. 자정작용이 잘 되지 않는 부위는 칫솔질로 찌꺼기를 제거할 수 있습니다. 자정작용이 전혀 안 되는 부위가 있습니다. 바로 측방력으로 인해 치주인대가 눌려 터진 곳입니다. 살이 눌려 터진 곳은, 마치 고기가 양념이 잘 되도록 칼질을 해놓은 상태와 같습니다. 이곳은 자정작용은커녕 칫솔질도 안 되는 부위입니다. 또한 모세관 현상으로 인해 침에 녹은 음식물 찌꺼기가 잘 스며들어와 있습니다. 이 찌꺼기를 영양분으로 균이 번식하면서 입냄새를 풍깁니다. 또한 균이 번식하면서 끈적한 물질을 만들어 냅니다. 이 균덩어리와 끈적한 물질을 플라그라고 하며, 여기에 바로 무기질이 침착되어 비로소 치석이 됩니다.

치석은 치은연하치석과 치은연상치석이 있습니다. 잇몸 위로 노출된 치석이 치은연상치석이고, 잇몸 속에 숨은 치석이 치은연하치석입니다.

대개의 경우, 치은연상치석만 있는 경우는 드뭅니다. 찢어진 속살에서 치석이 형성되어, 이를 중심으로 치은연상치석으로 발전합니다.

34. 이쑤시개

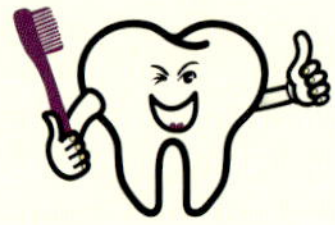

이쑤시개를 사용하면 당장 나타나는 이득은 치아와 치아 사이의 음식물이 빠진다는 것입니다. 이때의 음식물은 치아와 치아 사이에 형성된 구멍에 들어 있는 음식물 찌꺼기가 아니라, 치아가 흔들리는 순간 그 사이로 끼어들어갔다가 치아가 다시 원위치로 돌아올 때 미처 빠지지 못하고 끼어 있는 음식물찌꺼기로서, 미처 분쇄되지 못한 질긴 음식물입니다. 이쑤시개를 사용하면 이쑤시개가 치아 사이에 끼어들어가서 치아 사이를 벌리게 됩니다. 벌어지는 순간 음식물을 누르던 힘이 약해지게 되고, 이쑤시개를 낀 채로 쩝쩝 소리를 내면서 바람을 세게 통과시키면 음식물이 빠지게 됩니다. 이쑤시개로 인한 가장 큰 문제는 치아를 흔든다는 데 있습니다. 생리적인 치아의 움직임은 앞쪽이며, 위아래 어금니가 서로 힘을 주어 닿게 될 때, 뒤 어금니는 앞 어금니를 밀게 되어 사이가 더욱 긴밀하게 닿게 됩니다. 하지만 식사 때 어금니는 옆으로도 흔들리게 되어 음식물이 끼고, 식후에 이쑤시개를 사용하여 치아를 앞뒤로 흔들며 음식물을 빼기 때문에, 결국 치아는 하루에 세 번 이상 동서남북으로 흔들리게 됩니다. 말뚝을 땅에 깊이 박아놓았더라도, 하루에 세 번 이상 계속 흔들어댄다고 생각해 봅시다. 말뚝은 결국 빠지게 됩니다.

이쑤시개를 사용하면 다음과 같은 피해가 있습니다.

- 치아 사이가 벌어집니다.
- 이쑤시개가 닿는 치아 사이의 치질이 닳게 됩니다.
- 치아가 흔들립니다.
- 잇몸이 주저앉습니다.
- 나중에는 이쑤시개가 서너 개는 족히 들어갈 정도로 구멍이 뚫립니다.

치아 사이에 낀 것은 치실을 사용하도록 합시다. 치아 사이 구멍이 큰 경우 치간칫솔을 사용하고, 계속 끼면 치과에 가서 교합조정을 해달라고 합시다! 영화 '귀여운 여인' 에서도 화장실에서 치실을 사용하는 여주인공을 볼 수 있습니다.

35. 치실 사용법

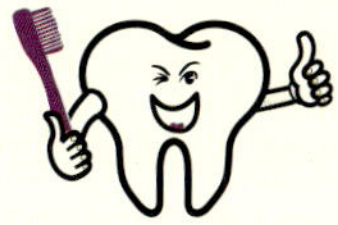

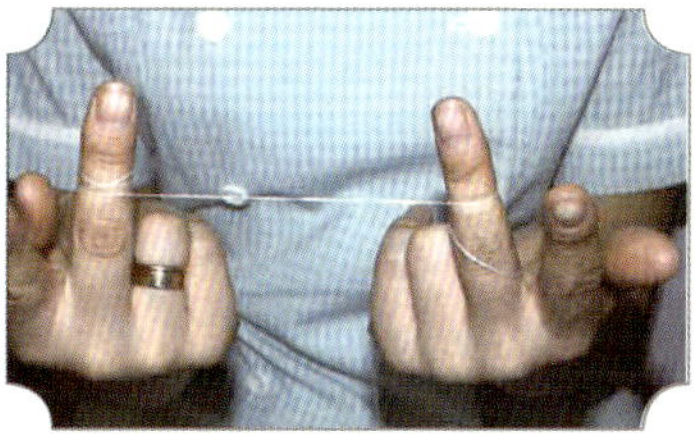

→ 양손 중지에 치실을 감습니다.
치실은 약 40cm 이상 되도록 자른 다음, 한 손가락은 치실의 끝 부위부터, 다른 손가락은 실의 가운데부터 약 두세 차례 풀어지지 않도록 감습니다. 너무 세게 감으면 손가락이 아픕니다.

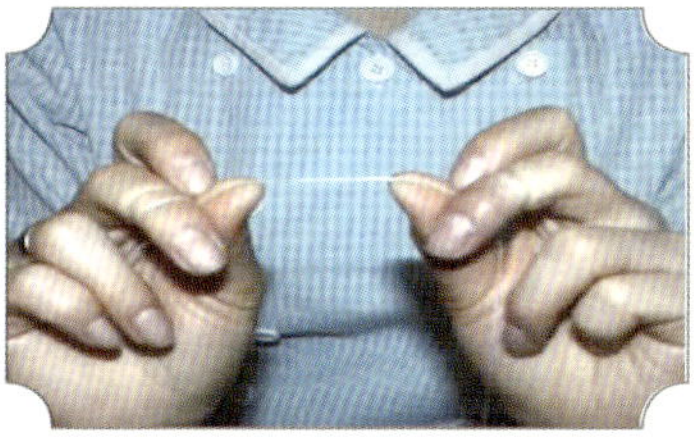

→ 위 어금니 사이는 실은 중지에 감긴 채로, 양손 엄지를 이용해서 팽팽하게 한 다음 위 어금니와 어금니 사이에 톱질하듯 조심스럽게 밀어 넣습니다. 일단 실이 치아 사이에 들어가면, 실을 뒤쪽 어금니 쪽으로 민 채로 잇몸에서 치아 쪽으로 움직입니다. 실이 빠지지 않도록 주의합니다.

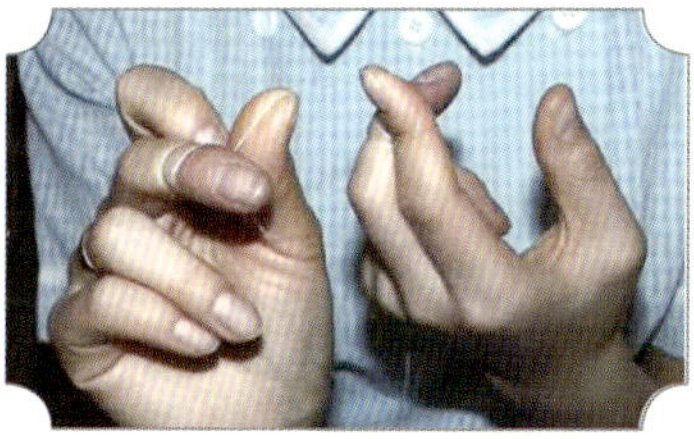

→ 몇 차례 반복하면, 눈 밟는 소리같이 뽀득뽀득 소리가 납니다. 이 소리가 나면 청소가 다 되었다는 증거입니다. 실을 앞쪽 치아에 갖다 대고 다시 반복합니다. 다른 부위에 사용할 때는 실의 한쪽은 감고 다른 쪽은 풀렸다가 다시 감아서 실의 깨끗한 부위가 엄지와 엄지 사이에 오도록 합니다. 위 앞니 사이는 실이 중지에 감긴 상태에서, 한 손은 검지를, 다른 손은 엄지를 사용하여 실을 팽팽하게 한 다음 검지가 입 속으로 들어갑니다.

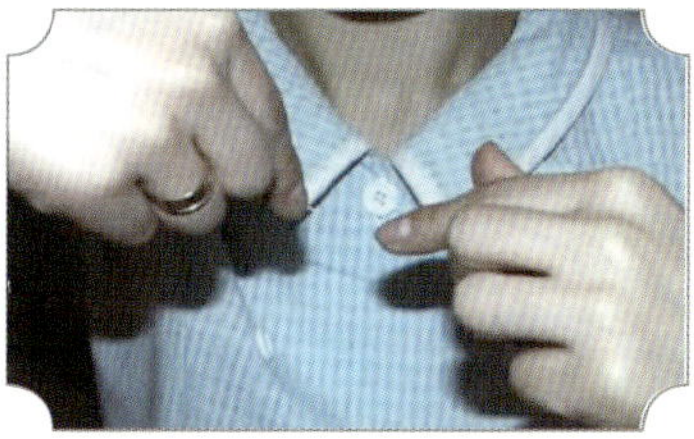

→ 아래 어금니 사이는 실이 중지에 감긴 상태에서, 두 손 전부 검지를 사용하여 실을 팽팽하게 한 다음 아래 어금니와 어금니 사이에 톱질하듯 조심스럽게 밀어 넣습니다. 그리고 사용법은 위 어금니와 같습니다.

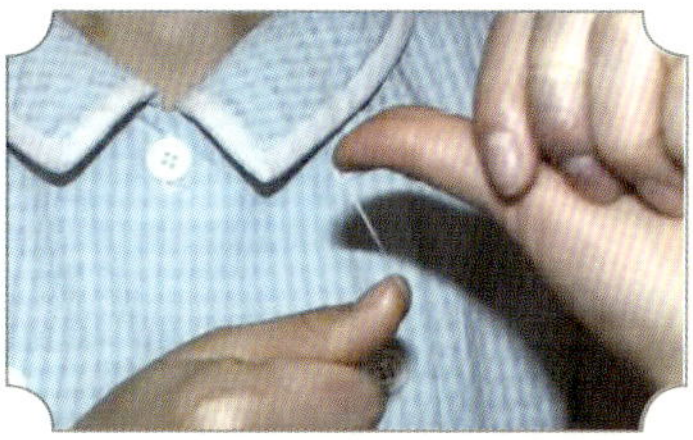

→ 아래 앞니 사이는 실은 중지에 감긴 채로 양손 엄지를 이용해서 실을 팽팽하게 한 다음, 그림처럼 한쪽 손의 엄지가 아래를 향하도록 합니다. 아래로 향한 엄지가 입 속으로 들어가게 되어서 아래 앞니 사이를 청소하게 됩니다.

36. 이갈이와 교합

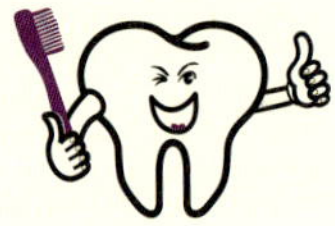

이갈이는 유치를 가진 어린이, 그리고 혼합치열기 때 종종 관찰되며, 성인에서 나타날 경우 스트레스와 연관지어 이갈이를 해석하기도 합니다. 이갈이를 할 때는 양쪽 어금니를 힘있게 물고 갈게 됩니다. 즉 어금니가 닿아야만 이갈이가 가능해지며, 재미난 사실은 견치유도를 하는 사람은 이갈이가 없다는 사실입니다.

교합양식을 세 가지로 구분하는데,

1. 턱이 앞으로 움직이며 앞니끼리 닿고 있을 때는 어금니는 반드시 닿지 않도록 합니다.
2. 턱이 옆으로 움직이며 송곳니끼리 닿고 있을 때도 어금니는 반드시 닿지 않도록 합니다.
3. 어금니끼리 닿는 경우는 반드시 양쪽 어금니가 동시에 닿을 때이며, 이때 가급적 모든 어금니가 대합치들과 닿으며 또한 한 치아에서도 닿아야 할 모든 부위가 대합치와 닿도록 하며, 위아래 앞니(송곳니에서 반대쪽 송곳니까지 6개씩)는 반드시 닿지 않도록 합니다.

견치유도교합이 가장 이상적인 이유는, 송곳니끼리 물고 있는 상황에서는 꽉 물 수가 없어서 송곳니는 망가지지 않으며 위아래 어금니들은 서로 닿지 않기 때문에 닳지 않는다는 점입니다.

★ 왼편 송곳니부터 오른편 송곳니까지를 앞니라고 합니다. 앞니끼리 물면 세게 물 수 없습니다. 그 이유는 교근이 긴장하지 못하기 때문입니다. 교근이 긴장할 수 없다는 사실은 근전도검사로 확인되었습니다.

1 키가 같은 세 사람이 서로 어깨를 맞대고 있습니다.

2 세 사람이 동시에 몸을 오른쪽으로 기울였습니다.

3 세 사람의 왼쪽 어깨가 위로 들립니다.

4 옆 사람과의 어깨가 닿는 부위가 서로 밀고 있는 것을 알 수 있습니다.

5 이때 가운데 사람이 몸을 앞으로 기울였습니다.

6 어깨가 짓눌린 상태에서 옆 사람의 어깨와 다시 비비게 됩니다.

군기능교합은 좋지 않습니다. 그 이유는 꽉 문 채로 위아래 어금니끼리 서로 볼과 혀 쪽으로 비벼 버리기 때문입니다. 위아래 어금니가 서로 비비면 교합면이 닳고 치아의 인접면도 닳게 됩니다. 치아의 인접면이 닳으면 후방구치부터 앞쪽으로 넘어지게 됩니다. 어금니가 앞쪽으로 넘어지면 그 치아의 교합면 뒤쪽이 위로 올라갑니다. 이 들린 치질은 근육의 등장성 수축을 방해합니다. 즉, 들린 치질이 없어질 때까지 근육은 등척성 수축을 하게 됩니다.

근육은 최대 수축거리가 될 때까지 등척성 수축을 계속하며, 치아들은 닳게 됩니다. 치아의 인접면이 닳지 않는다면 이갈이도 곧 없어지겠지만, 치아의 인접면 또한 닳게 되므로 치아는 계속 앞으로 넘어지며 치아 뒤쪽 부위의 치질이 계속 높아지므로 이갈이는 계속됩니다.

이런 상황이 지속되면 치아도 망가지고 턱관절장애도 발생하며 근육에 이상도 발생합니다. 치료로서는 교합조정, 교합안정장치착용, 교정치료, 보철치료 등을 생각할 수 있습니다.

37. 앞니가 시려요?

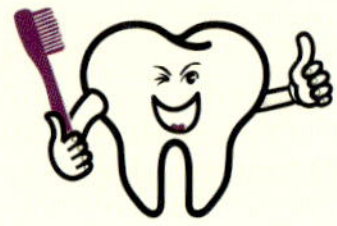

■ 앞니가 시린 증상은 다음과 같은 경우에 나타납니다.

- ☑ 앞니 사이가 벌어져 있습니다.
- ☑ 앞니 사이가 썩어 있습니다.
- ☑ 턱이 앞으로 움직일 때 어금니와 앞니가 동시에 닿습니다.
- ☑ 턱이 옆으로 움직일 때 어금니와 앞니가 동시에 닿습니다.
- ☑ 턱이 옆으로 움직일 때 아래 앞니가 위 앞니와 스칩니다.
- ☑ 입을 다물 때 아랫입술이 위 앞니를 많이 덮고 있습니다.
- ☑ 양쪽 어금니끼리 물 때 위 앞니가 아래 앞니를 덮는 것이 아니고 끝 부위가 닿고 있습니다.
- ☑ 최근에 어금니 쪽에 여러 개의 보철치료를 했거나, 앞니를 보철치료했습니다.
- ☑ 송곳니가 덧니입니다.
- ☑ 여자라면, 임신 중입니다.
- ☑ 최근에 사랑니가 나서 한쪽으로 씹는 습관이 생겼습니다.
- ☑ 교정치료가 거의 끝나고 보정장치를 착용하고 있습니다.
- ☑ 치아 색깔과 비슷한 재료로 치아를 치료했습니다.

■ 다음과 같이 만들면 시린 증상이 대개 사라집니다.

1. 턱이 앞으로 움직이며 앞니끼리 닿고 있을 때는 어금니는 반드시 닿지 않도록 합니다.
2. 턱이 옆으로 움직이며 송곳니끼리 닿을 때도 어금니는 반드시 닿지 않도록 합니다.
3. 어금니끼리 닿는 경우는 반드시 양쪽 어금니가 동시에 닿을 때이며, 이때 가급적 모든 어금니가 대합치들과 닿으며 또한 한 치아에서도 닿아야 할 모든 부위가 대합치와 닿도록 하며, 위아래 앞니(송곳니에서 반대쪽 송곳니까지 6개씩)는 반드시 닿지 않도록 합니다.

38. 앞니와 앞니 사이가 계속 벌어지는 경우

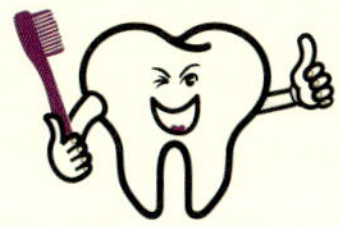

▩ 앞니가 벌어지는 경우를 간추려 보았습니다.

- ☑ 턱이 앞으로 이동하며 앞니끼리 물 때 어금니가 같이 닿습니다.
- ☑ 어금니가 소이빨처럼 닳아 있습니다.
- ☑ 양쪽 어금니로 물 때 앞니가 닿습니다(침을 삼킬 때 앞니가 닿습니다.).
- ☑ 사랑니가 났습니다.
- ☑ 아래턱이 들어갔습니다.
- ☑ 아랫입술을 무는 습관이 있습니다.
- ☑ 혀로 위니를 미는 습관이 있습니다.
- ☑ 송곳니가 덧니입니다.
- ☑ 앞니를 보철치료했습니다.
- ☑ 어금니가 빠지고 오래되었습니다.
- ☑ 어금니가 빠지고 오래 지나서 최근에 보철치료를 했습니다.
- ☑ 임신을 했습니다.

위와 같은 경우는 모두 앞니 사이가 벌어지는 경우와 관계가 있습니다. 어금니가 물릴 때는 위아래 앞니는 서로 닿지 않아야 합니다. 어금니로 나무젓가락을 물어 보세요. 다음 앞니끼리 물어 보세요. 앞니는 힘센 일을 하는 치아가 아니랍니다. 만약 어금니가 닿을 때 앞니가 같이 닿으면 앞니 사이도 벌어질 뿐만 아니라 잇몸이 붓고 피도 잘 나며 찬물에 시리고 치아를 닦기가 힘들어집니다.

어금니가 소이빨처럼 닳기 시작하면 양쪽 턱관절도 변합니다. 즉 소이빨처럼 납작해지면 턱도 옆으로 수평운동을 하게 되며, 따라서 전방으로도 수평운동을 고집하게되고 아래 앞니가 위 앞니를 밀게 되어 앞니가 벌어집니다.

송곳니가 덧니이거나 송곳니끼리 닿을 때 어금니도 같이 닿으면 송곳니도 빨리 닳게 되며 결국 앞니도 영향을 받습니다. 차라리 앞니도 빨리 닳기 시작하면 상관없겠지만 그렇지 못하면 위 앞니가 앞으로 밀려 버립니다. 사랑니가 나면, 턱이 앞으로 움직일 때 앞니만 닿다가 사랑니가 같이 닿습니다. 앞니끼리만 물면 세게 물 수 없지만 사랑니가 닿으면 세게 물 수 있어서 앞니에 센 힘이 걸리게 되고 이를 이겨내지 못하는 앞니는 앞으로 밀려나갑니다. 어금니는 서로 머리를 맞대고 있지만, 앞니는 그렇지 않습니다. 즉 아래 앞니가 위 앞니의 허리에 머리를 대고 있답니다.

빠진 치아를 오래 방치하면, 빠진 뒤쪽 치아가 빠진 자리로 넘어지게 되며, 이때 넘어지는 치아의 뒤쪽 부분이 높아지게 됩니다. 이 높아진 부분이 앞니끼리 물릴 때도 위 어금니와 닿게 되어, 앞니에 센 힘을 가해지게 합니다.

아래턱이 들어간 경우, 아래 앞니가 위 앞니를 밀고 있거나, 아랫입술이 위 앞니를 앞으로 밀게 되어 위 앞니가 벌어지는 경우도 있습니다. 또한 임신 중에 뼈의 생성이 잘 되지 않으면 어금니의 유지가 힘들어지기도 하고, 이로 인해 턱이 더 다물어지게 되어 앞니가 닿게 되고 앞니 사이가 벌어지기도 합니다(치아는 정상기능 시 항상 주위 뼈는 만들어지려는 성향을 보이고 있답니다. 즉 치주인대가 늘어나면서 뼈를 만들고 있죠. 하지만 임신 중에는 뼈를 만드는 재료부족으로 치아주위 뼈가 약해진답니다.).

39. 치아와 턱관절 성장

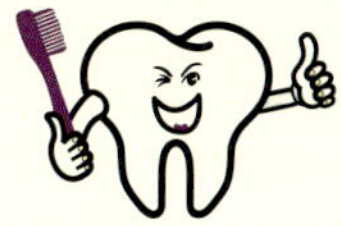

껌을 오래 씹으면, 턱에서 '딱딱' 하는 소리가 나기도 합니다. 껌을 뱉고 오래 턱을 쉬게 하면 소리가 나지 않습니다. 원래 턱에 문제가 없기 때문입니다. 그러나 음식물을 오래 씹지 않아도 턱을 벌릴 때 소리가 나는 경우, 턱관절에 문제가 있음을 짐작할 수 있습니다. 또한 턱관절의 그 자체 이상으로 문제가 커진 것보다는 항상 외부의 요소에 의해 턱관절에 문제가 나타나는 경우가 훨씬 많습니다. 외부의 요소 중, 치아가 원인이 되는 경우가 대부분이며, 치아의 형태변화로 인해 악골운동 양태가 달라지며, 원래 악골운동 양태에 잘 적응하던 턱관절이 새로이 만들어진 운동 양태를 미처 따라가지 못해 조화가 깨져서 이상이 나타납니다. 턱관절의 형태는 치아 형태 및 위아래 치아끼리 만나면서 생기는 턱의 움직임 정보를 턱관절이 수시로 수용하며 만들어집니다. 치아가 전부 맹출하고 성장이 끝날 즈음에는 턱관절은 치아가 보이는 형태학적 정보와 위아래 치아가 만나면서 생기는 운동 양태학적 정보를 100% 수용하여 만들어지며, 따라서 치아와 턱관절은 잘 조화되게 됩니다. 평생 동안 치아의 형태나 위치가 변함이 없다면 턱관절 이상도 발생하지 않겠지만, 치아는 가장 잘 변하는 요소입니다. 즉 깨진다든지, 보철치료를 한다든지, 썩는다든지 해서 형태가 크게 변화하며, 노화의 한 과정으로서 닳게 되면서 변화합니다. 닳는 속도가 느리다면 턱관절도 어느 정도 치아의 변화하는 정보를 수용하여 자기도 계속 새 모습을 갖추게 되지만, 변화하는 속도가 빠르다면 조화가 또 깨지게 됩니다. 교합을 크게 세 가지로 분류하면, 견치유도교합, 편측군기능교합, 양측군기능교합이 있으며, 견치유도교합을 제외한 나머지에서는 치아들의 형태가 빨리 변하는 교합입니다. 많은 분이 이런 교합을 갖고 있으며, 이로 인해 어금니가 시리다든지, 음식이 잘 낀다든지, 치아가 잘 깨지거나, 잇몸이 잘 붓고, 치아가 흔들리는 경우가 발생합니다. 사랑니가 나기 전까지는 괜찮았는데 사랑니가 맹출하면서 교합양태가 바뀌고 이로 인해 다른 치아에 문제가 발생하며 턱관절에 문제가 생기기도합니다. 따라서 턱관절에 문제가 나타나면 턱관절 자체의 치료뿐만 아니라 원인요소를 제거하는 치료가 필요한 경우가 대부분입니다.

40. 비뚤어진 턱

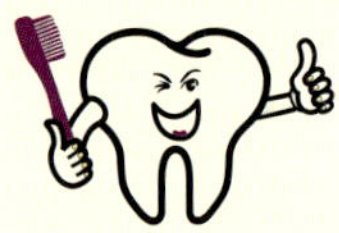

"모든 경조직은 연조직의 지배를 받습니다."

엄밀히 말해서 양쪽 균형이 그야말로 정확한 얼굴을 가진 사람은 없습니다. 눈으로 확인이 안 되는 비대칭 턱부터 아주 심한 정도까지 많은 형태의 턱이 있습니다.

치아가 하나도 없는 태생 6개월까지는 오로지 근육에 의해 턱의 운동방향이 정해집니다. 근육은 거의 대칭이므로 턱 또한 거의 대칭입니다.

출생 6개월째 아기 치아인 앞니가 나면서부터 위아래 치아가 만나게 됩니다. 즉 턱이 앞으로 움직일 때 아래 앞니가 위 앞니와 만나게 되고, 따라서 턱은 앞으로 나갈 때 위 앞니에 걸려서 아래로 약간 벌어지게 됩니다. 그냥 벌어지는 게 아니라 위 앞니의 혀 쪽 면의 형태가 보이는 경사도를 따라서 아래턱이 벌어집니다. 턱뼈는 계속 치아가 주는 정보를 수용하며, 치아들이 만날 때 치아의 형태로 인해 발생되는 운동방향을 만족시키는 형태로 만들어집니다. 나중에 앞니 뒤로 송곳니와 어금니가 나게 되며, 턱은 계속 이러한 치아들이 주는 정보를 수용하며 만들어집니다.

만일 아기였을 때 젖병을 잘못 물거나 습관으로 인해 아래 치아가 위 치아보다 앞으로 나올 경우(주걱턱), 앞니는 정보를 턱에 주지 못하게 되고, 앞니 뒤로 난 치아들(유구치; 젖니인 어금니)이 주게 됩니다.

★

앞니끼리 물 때는 세게 물 수 없지만, 어금니끼리 물 때는 세게 물 수 있습니다. 턱이 앞으로 움직일 때 앞니끼리 닿아서 어금니를 띄어야 하는데, 앞니끼리 닿지 못하면 어금니가 닿게 되고, 어금니끼리는 세게 물 수 있기 때문에 어금니끼리 강하게 마찰하게 되어 쉽게 닳게 됩니다. 유치뿐만 아니라 영구치에서도 마찬가지입니다. 아주 중요한 이야기입니다.

어떤 이유로 한쪽으로만 물게 되면(예 : 왼쪽으로 물게 되면), 턱은 왼쪽으로 틀어지게 되며, 턱관절에 문제가 생깁니다. 성장기에 이렇게 물게 되면, 아예 턱이 한쪽으로 성장하여, 한쪽으로 물 때 음식이 잘 씹히도록 치아들이 배열됩니다. 성장 중에 빨리 발견하면(조기에 발견할수록) 얼굴 형태를 바로잡기가 쉽지만, 일단 성장이 끝난 후이거나 거의 끝나가면, 바로잡기가 쉽지 않습니다. 때로는 성형수술을 요하는 경우도 있습니다.

성장 중인 어린이의 경우에는 교정장치를 이용하여, 새로운 가상교합면을 부여하면, 턱은 근육이 인정하는 위치(즉 근육이 편하게 되는 위치)로 있게 되고, 이렇게 오래 있게 되면 뼈는 다시 재형성될 수 있습니다. 또한 치아들도 교정을 통해서 턱의 새로운 위치에서 잘 기능하도록 배열할 수 있습니다.

하지만 교정장치(교합안정장치, Splint)를 빼고 식사를 할 경우 장치가 주는 정보의 일관성이 없어져서 턱은 쉽게 고쳐지지 않기 때문에, 장치를 착용하고 식사해야 합니다.

41. 스플린트(splint)에 대해

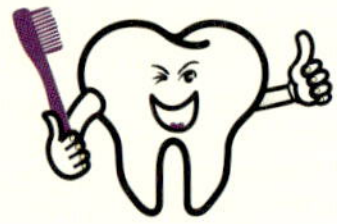

교합안정장치인 스플린트는 턱주위의 근육이 원하는 위치로 아래턱을 보다 쉽게 재위치시키는 장치이며, 저작 중에 더 이상 턱관절에 무리한 힘이 가해지지 않도록 하는 한편 근육의 무리한 수축을 방지하여 근육의 통증을 억제하는 효과를 나타냅니다.

이 장치는 턱관절부위의 소리와 통증을 완화할 목적으로 사용되면서 동시에 아래턱의 탈구를 방지하고 개구장애를 개선하며 이갈이를 방지하고 사각턱이나 안면비대칭을 치료할 때 사용됩니다.

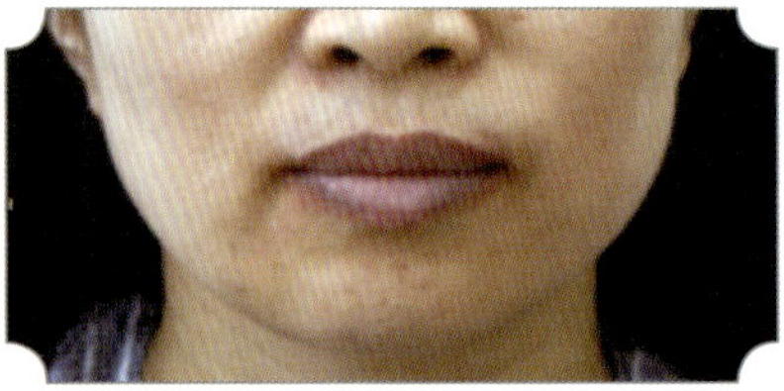

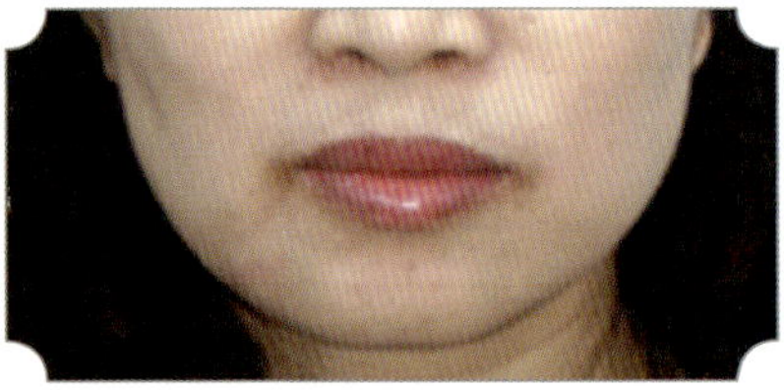

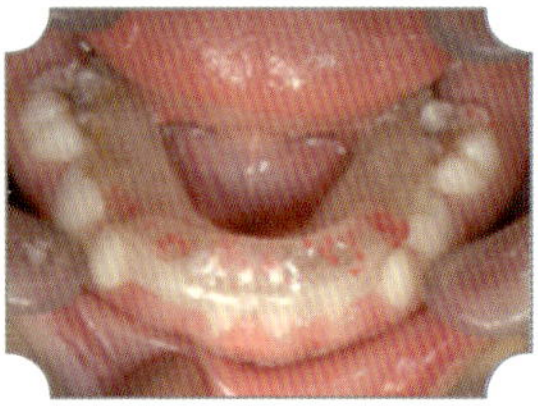

아울러 성장중에 아래턱의 위치를 수정하고자 할 때, 또한 바람직한 턱관절성장을 유도하기 위한 일환으로도 장치가 사용되는데, 장치를 사용하는 중에 더 이상의 충치의 진행을 막을 수 있는 장점 그리고 맹출한 영구치가 충치로 진행되는 것을 막는 부수적인 효과를 보이기도 합니다.

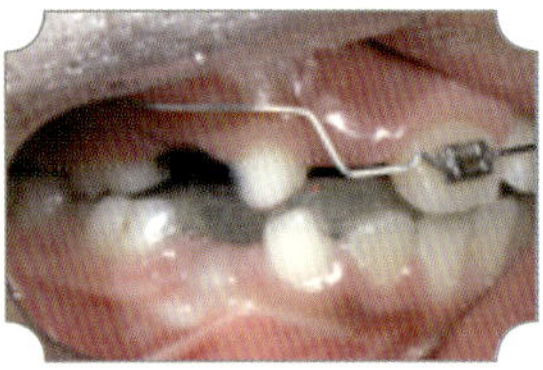

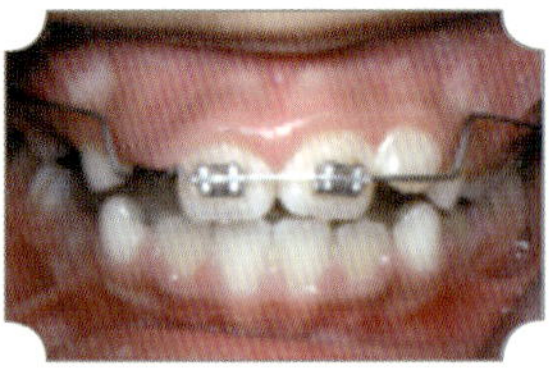

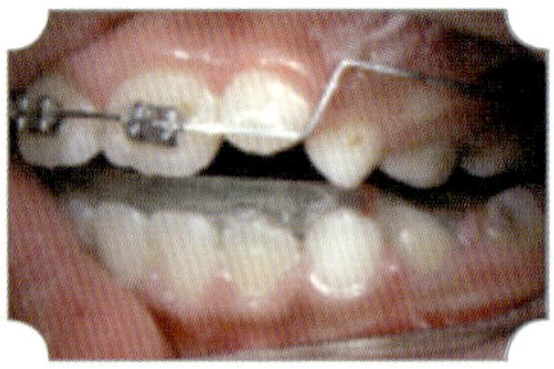

장치는 위턱이나 아래턱에 착용하여 사용하며, 가급적 24 시간 착용하는 것이 보다 효과적이며 특히 저작중에 턱관절에 무리한 힘이 가해지는 이유로 식사하는 중에는 반드시 착용해야 합니다.

★
병원에 따라 스플린트의 사용법을 다르게 설명하는 것을 보게 됩니다. 어느 병원에서는 잘 때만 착용하라고 하고 또 다른 병원에서는 저작하는 중에는 장치를 착용하지 말라고 합니다.

그러나 입을 다물고 가만히 있을 때 턱에 무리한 힘이 가해지지 않는다는 것을 생각해 본다면 이런 사용방법은 재고되어야 합니다.

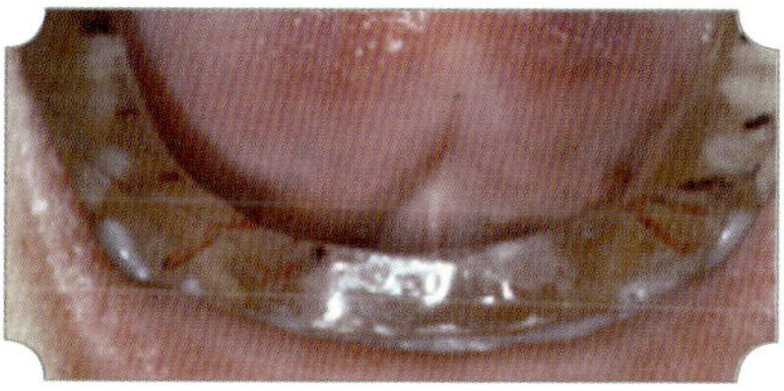
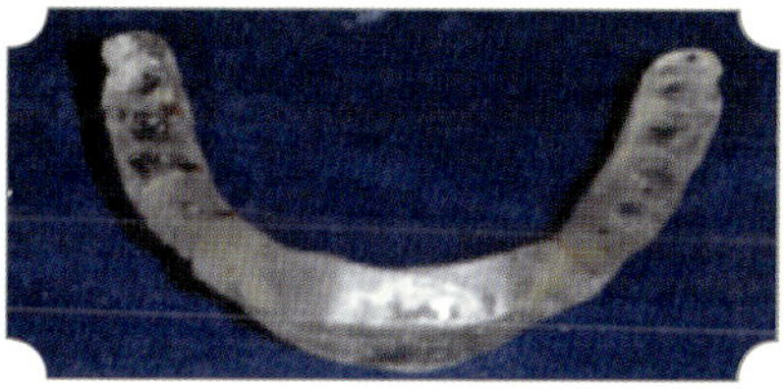

장치의 교합면에 해당되는 부위중 대합치인 어금니들과 접촉하는 부위는 아래턱이 옆이나 앞으로 움직이는 중에 대합치와 접촉되지 못하도록 편평하게 제작되어 있으며, 앞니부위는 경사면을 부여하여 턱이 옆으로나 앞으로 움직일 때 대합하는 앞니들과 쉽게 접촉하도록 제작되어 있습니다.

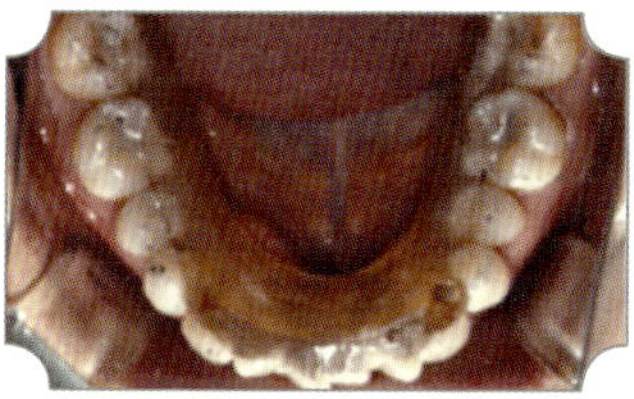

장치를 사용하는 중에 대합치에 의해 장치가 닳게 되면서 제 역할을 충실히 수행하지 못하게 되는 상황이 발생하는 이유로, 환자분은 반드시 정기적으로 내원하여 장치를 조정하여야 합니다.

장치는 보통 3개월에서 6개월 혹은 그 이상 사용하는데, 사용하는 중에 통증은 대개 빨리 사라지는 성향을 보이지만 소리는 그 빈도나 크기에 있어 서서히 줄게 되는 경우가 많습니다.

증상이 개선되면서 아래턱이 정상위치를 회복하게 되면 교합상태를 개선해야 하는 경우가 대부분인데, 교합조정술을 통해 교합면 성형만으로 개선되는 경우가 많습니다.

그러나 교정치료가 요구될 정도로 교합상태가 바람직스럽지 못한 경우도 있는데, 이럴 경우에는 우선 턱교정을 통해 상하악의 관계개선을 도모한 후 치아교정을 하게 됩니다.

42. 턱관절과 송곳니

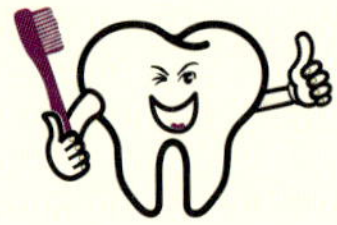

턱관절의 형태는 성장 중인 근육이 치아의 정보를 받아서 만듭니다. 즉 턱관절은 단독으로 형태가 결정되는 것이 아니고 위 치아와 아래 치아가 만나서 일을 할 때 발생하는 운동경로를 만족시키는 형태로 만들어집니다.

이 정보는 어금니가 아닌 송곳니가 주어야 합니다. 하지만 덧니인 경우 어금니가 정보를 주게 됩니다.

어금니가 주면 안 되는데 그 이유는

어금니가 닿고 있으면 교근이라는 강력한 근육이 긴장을 할 수 있고, 결국 꽉 문 상태로 어금니끼리 서로 마찰하게 되므로 치아는 잘 닳게 되어 치아의 뾰족한 봉우리가 점차 낮아집니다. 따라서 턱이 수평운동을 하려는 성향을 보이며 교합이 변화되는 속도가 빠르고, 턱관절이 이런 정보와 미처 조화되지 못하여 턱관절장애로 쉽게 발전하기 때문입니다.

송곳니끼리 나무젓가락을 물어 보세요. 어금니끼리도 물어 보세요. 송곳니끼리나 앞니끼리로 나무젓가락을 물면 세게 물지 못합니다. 즉 송곳니가 턱의 운동을 유도할 경우 송곳니는 빨리 닳지 않고, 또한 어금니는 서로 닿지 않기 때문에 송곳니는 어금니를 보호하게 됩니다.

교정하는 가장 큰 이유도 바로 여기에 있습니다.

잘 닦는데 왜 썩어요?

인 쇄 일	2018년 5월 23일
발 행 일	2018년 5월 30일
저 자	홍 성 우
발 행 인	봉 기 철
ISBN No	978-89-97113-55-2 93510
출판등록번호	제 9-146호
발 행 처	도서출판 웰
	서울 강북구 삼양로 118길 22 1층
	TEL (02)907-2872
	FAX(02)907-2873
	www.wellpub.net

정가 : 20,000 원